O PÓ DO HERDEIRO

SANDRA
HEMPEL

O PÓ DO HERDEIRO

Uma história sobre envenenamento,
assassinato e o início da ciência
forense moderna

Tradução de
ALESSANDRA BONRRUQUER

1ª edição

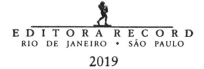

EDITORA RECORD
RIO DE JANEIRO • SÃO PAULO
2019

CIP-BRASIL. CATALOGAÇÃO NA PUBLICAÇÃO
SINDICATO NACIONAL DOS EDITORES DE LIVROS, RJ

H43p
Hempel, Sandra
O pó do herdeiro: uma história sobre veneno, assassinato e o nascimento da ciência forense moderna / Sandra Hempel; tradução de Alessandra Bonrruquer. – 1ª ed.– Rio de Janeiro: Record, 2019.

Tradução de: The inheritor's powder
ISBN 978-85-01-11448-8

1. Crime – Envenenamento – História. 2. Vingança – Inglaterra – História. I. Bonrruquer, Alessandra. II. Título.

18-47907

CDD: 364.942
CDU: 343.979

Copyright © Sandra Hempel, 2013

Título original em inglês: The inheritor's powder

Todos os direitos reservados. Proibida a reprodução, armazenamento ou transmissão de partes deste livro, através de quaisquer meios, sem prévia autorização por escrito.

Texto revisado segundo o novo Acordo Ortográfico da Língua Portuguesa.

Direitos exclusivos de publicação em língua portuguesa para o Brasil adquiridos pela
EDITORA RECORD LTDA.
Rua Argentina, 171 – 20921-380 – Rio de Janeiro, RJ – Tel.: (21) 2585-2000, que se reserva a propriedade literária desta tradução.

Impresso no Brasil

ISBN 978-85-01-11448-8

Seja um leitor preferencial Record.
Cadastre-se em www.record.com.br e receba informações sobre nossos lançamentos e nossas promoções.

EDITORA AFILIADA

Atendimento e venda direta ao leitor:
mdireto@record.com.br ou (21) 2585-2002.

Sumário

O espírito decadente dos Borgia — 9

1. O casarão do vilarejo — 13
2. A grande cadeia de dependência entre as coisas — 25
3. Morte por sapo ou inseto — 33
4. Aquele homem bom e piedoso — 45
5. É fácil morrer — 53
6. Um grande grau de inquietude — 71
7. Prova corroborativa do artigo deletério — 89
8. Essas pessoas baixas e incompetentes — 105
9. Um policial muito ativo — 123
10. A introdução de substância irritante — 141
11. Nunca vi duas coisas de natureza tão semelhante — 155
12. Ela não arriscaria sua alma — 183
13. Ah, minha pobre mãe — 203
14. Da própria fronteira da eternidade — 217
15. A sequência desses procedimentos — 245
16. E se o químico estiver errado? — 265
17. A paralisante influência da negligência oficial — 295
18. Fui com uma mentira nos lábios — 305

Referências bibliográficas 323
Agradecimentos 345
Índice 349

*Para Georgia e Sophie,
as damas Nibbs, com todo o meu amor.*

O ESPÍRITO DECADENTE DOS BORGIA

Em 17 de dezembro de 1846, Saunders e Otley, da Conduit Street, em Londres, anunciaram a publicação de *Lucretia, or the Children of the Night* [Lucrécia ou As crianças da noite], um romance em três volumes. O autor, Sir Edward Bulwer-Lytton, membro do Parlamento, era um dos mais populares e prolíficos escritores da época, e sua exuberante obra incluía a celebrada linha de abertura "Era uma noite sombria e tempestuosa". Custando 31 xelins e 6 centavos, *Lucretia* foi um sucesso imediato, com milhares de fãs através das fronteiras sociais, "das salas de estar da aristocracia até as saletas dos artesãos", nas palavras de um jornal.

Mas nem todo mundo ficou impressionado. O *Times*, embora não fosse altivo o bastante para recusar o dinheiro que o editor investira em anúncios, dedicou duas colunas e meia a um ataque passional contra as "doentias e imperdoáveis revelações" de Sir Edward. Somente o *Newgate Calendar* continha tantos assassinatos em tão poucos volumes, escreveu o crítico, embora nenhum deles fosse tão terrível e monstruoso quanto os revelados em *Lucretia*. Além disso, Sir Edward havia

> flertado durante tanto tempo com crimes e criminosos, lançado uma luz tão doentia sobre as várias formas de vício e obtido tanto prazer em adornar pensamentos naturalmente repulsivos que sabíamos ser impossível que se afastasse definitivamente [da escrita ficcional] sem alguma obra suprema de hediondez e estranhamente mórbida fantasia.

Lucretia era essa obra, "uma desgraça para o escritor e uma vergonha para todos nós".

Lucretia certamente é, parafraseando Sir Edward, um conto sombrio e tempestuoso. Sangue "jorra e esguicha", raios de luar "esgueiram-se assustadoramente" sobre uma escadaria de carvalho, o "rosto sem corpo" de uma mãe guilhotinada esvai-se em entranhas e, durante todo o tempo, a heroína Lucretia Clavering trilha seu caminho envenenado de sensação em sensação. Como uma espécie de pista para seu caráter, ela partilha o primeiro nome com Lucrezia Borgia, uma das mais famosas envenenadoras da história, enquanto seu sobrenome foi emprestado de um vilarejo de Essex que recentemente estivera nos noticiários como foco de envenenamentos criminosos.

O que provocou a resposta do *Times*, contudo, foi mais que a publicação isolada de uma medonha peça de ficção popular, pois o lançamento de *Lucretia* coincidiu com o surgimento do pânico do público inglês em relação ao envenenamento — que perduraria por mais de uma década. "O espírito decadente dos Borgia" estava "se infiltrando na sociedade inglesa", escreveu um comentarista, e Sir Edward foi acusado não somente de encorajar os envenenadores potenciais, como também de lhes fornecer um manual de instruções.

A paranoia dos ingleses vitorianos, que viam envenenadores de tocaia nas cozinhas e atrás do cortinado das camas em todo o país, com suas pequenas bolsas cheias de pó branco a postos, foi alimentada por vários casos notórios, incluindo a estranha história de um velho fazendeiro sem nada de notável em um obscuro vilarejo, cerca de treze anos antes do drama de *Lucretia*...

1
O CASARÃO DO VILAREJO

Às 6 horas da manhã de sábado, 2 de novembro de 1833 — Finados ou Dia dos Mortos —, em um chalé no final do caminho que atravessava os pomares de George Bodle, a jovem Mary Higgins entrou na cozinha para dar início a seus afazeres. Mary era criada do filho de George Bodle, John, de 47 anos, e de sua esposa Catherine, e já estava com a família havia três anos.

John Bodle, conhecido por todo mundo como Middle John, às vezes era descrito como gestor das terras do pai, mas o título era enganoso, sugerindo que exercia papel administrativo ou mesmo profissional. Na verdade, Middle John era camponês, suando nos campos e estábulos ao lado dos trabalhadores contratados, assim como seu pai fizera antes dele. Ele vivia em uma casa de propriedade do pai e, todas as noites de sábado, comparecia para receber seu salário, exatamente como os outros empregados. Vinte e sete anos antes, John se casara com Catherine Judd, da paróquia vizinha de Lewisham. Não era uma união feliz — relatos de infidelidade e violência haviam alimentado as fofocas do vilarejo ao longo dos anos —, mas, naquele novembro de 1833, o casal parecia ter se acomodado em uma espécie de paz precária.

Na casa da família agora viviam John, Catherine, seus dois filhos — John, de 23 anos (conhecido como Young John), e George, de 26 anos —, Mary Higgins e o sobrinho de Catherine, um garoto de 15 anos bastante simplório chamado Henry Perks, que morava com os Bodle desde pequeno. Henry também trabalhava para o velho George, como vaqueiro e faz-tudo eventual. John e Catherine tinham ainda uma filha, Mary, de 24 anos, que se casara com um homem mais velho, Thomas Andrews, do vilarejo de Charlton. O casal vivia com seus dois filhos, George e Edward, no apartamento sobre sua cafeteria em St. John Street, no distrito de Clerkenwell, Londres.

Na noite de 1º de novembro, como sempre, Mary Higgins fora para a cama às 22 horas, deixando um pequeno fogo ainda ardendo na cozinha, pronto para ser reavivado na manhã seguinte. Ela normalmente era a primeira a se levantar no chalé, exceto quando o patrão estava com pressa. Então ele a chamava antes de preparar o próprio café da manhã e acrescentar mais lenha ao fogo enquanto ela se vestia. Criada para todo serviço, Mary ocupava o lugar mais baixo na hierarquia servil, cumprindo deveres que seriam divididos entre as criadas de cozinha, copa, limpeza e lavanderia em uma casa maior.

O PÓ DO HERDEIRO

Em meados daquele século, uma criada para todo serviço em Londres podia esperar ganhar entre 6 e 8 libras por ano, com provisões de chá, açúcar e cerveja, mas a recompensa de Mary deve ter sido bem menor, e ela pode até mesmo ter se contentado em trabalhar simplesmente por cama e comida, a fim de evitar o asilo para os pobres. De fato, um manual vitoriano de deveres servis afirmava que a criadagem de todo serviço era

> normalmente vista como a posição mais árdua e de pior remuneração entre todos os tipos de criadagem doméstica; a posição, portanto, é habitualmente ocupada por criadas inexperientes ou mulheres em circunstâncias tão críticas que desejam apenas a segurança de uma casa e ganhar o suficiente para se manterem decentemente vestidas.

A desafortunada Mary fora incapaz de realizar até mesmo essa modesta ambição: em janeiro, a paróquia tivera de lhe comprar um par de espartilhos por 4 xelins e, em abril, contribuíra novamente com uma touca de 5 xelins. Mais tarde, depois que ela passasse pela provação de um tribunal e se visse no centro de um escândalo, eles lhe dariam 10 xelins para "tirar suas coisas do penhor e voltar para o pai".

Robert Kemp Philp, que publicou manuais populares para as aspirantes a donas de casa, estabeleceu a rotina diária para todas as Marys mourejando nas residências do país.

Sendo múltiplos os deveres de uma criada para todo serviço, é necessário que ela se levante bem cedo pela manhã; ela não deve permanecer na cama depois das seis ou seis e meia. Deve primeiro acender o fogo na cozinha e colocar a chaleira para ferver e então varrer, espanar e preparar o cômodo onde o café da manhã será servido. Tendo servido a mesa, enquanto a família se dedica à refeição, deve se dirigir aos vários quartos, arrumar as camas, abrir as janelas etc. Isso feito, ela fará sua própria refeição e, depois de lavar e arrumar os utensílios, novamente irá até o andar de cima para finalizar o que ainda resta a ser feito.

Como muito provavelmente a família almoçará cedo, ela deve então se dedicar às preliminares do almoço, alimentando o fogo, preparando os vegetais etc. Depois que o almoço estiver terminado e os utensílios lavados e guardados em seus lugares, deve limpar a cozinha; isso feito, terá liberdade para cuidar da própria aparência, lavar-se, vestir-se etc. A essa altura, deverá pensar nas preparações para o chá e, este tendo sido devidamente servido, deve participar dos bordados em conexão com a família ou, se não houver nenhum a ser feito, aproveitar a oportunidade e cuidar das próprias necessidades pessoais. O jantar deve ser servido e, isso feito, a criada para todo serviço deve levar velas, água quente etc. para a sala de estar e se retirar para descansar assim que sua patroa ou os regulamentos do estabelecimento permitirem.

Philp transmite bem a cega labuta da vida, mas falha em descrever as consideráveis exigências físicas. Carregar baldes de água e cestos de lenha; esfregar o fogão, o forno e o piso; bater tapetes e lavar a roupa eram tarefas extremamente árduas. E a agradável cena doméstica que ele pinta, com a criada "participando dos bordados", e a referência aos "regulamentos do estabelecimento", não era exatamente como se vivia sob o telhado de John e Catherine Bodle.

Na manhã de 2 de novembro, quando Mary desceu as escadas, um grande pedaço de lenha já estava queimando e uma figura sentava-se, imóvel, perto do fogo. As cortinas ainda continuavam e as velas apagadas. Não era, contudo, o patrão de Mary, Middle John, quem estava lá, mas seu filho, Young John. Mary se lembrou de ter ouvido alguém cortando lenha enquanto ela ainda estava na cama. O jovem disse que fora ele — e que uma lasca entrara em seu olho.

Delgado, com cabelo castanho-escuro, pele clara e olhos cor de avelã, Young John era um homem atraente, a despeito das pequenas cicatrizes espalhadas pelo rosto, comuns em um tempo no qual doenças como a varíola eram prevalentes. Encantador, além de bonito, ele era uma figura mais refinada que o pai, o avô e os camponeses a sua volta, e sua natureza amigável fazia com que a maior parte dos habitantes de Plumstead ficasse feliz em perdoar sua aversão ao trabalho e sua vaidade em relação à própria aparência.

Naquela manhã, a garota achou que John pareceu surpreso ao vê-la. Ele disse: "Por que você está acordada tão cedo?" Ela perguntou, em resposta: "Que horas são?" Ele disse que eram 6 horas. Ela poderia ter perguntado por que ele estava tão surpreso, uma vez que ela se levantara no horário habitual e, até alguns dias atrás, Young John raramente saía da cama antes do meio-dia. Havia dois anos, ele tentara a sorte em uma cafeteria como a de sua irmã, em Shoreditch, no East End de Londres, mas o negócio fracassara em meses e ele voltara a Plumstead. Como o restante da família, originalmente fora empregado pelo avô, trabalhando na fazenda ao lado do pai e do irmão, mas essa não era a vida que tinha em mente para si. De qualquer modo, aquele acordo terminara abruptamente em certo dia de 1830, quando algo acontecera e fizera com que George retirasse o rapaz dos campos e o banisse da fazenda. Middle John não tinha a menor ideia do motivo — George se recusava a discutir o assunto —, mas se ressentia amargamente com a situação e ansiava para que o filho despisse o elegante casaco e enrijecesse a pele das mãos macias. Nesse ínterim, Young John, despreocupado com a opinião do pai, levava a vida de um cavalheiro, com cama e comida de graça e regalos em dinheiro da mãe para se manter, embora uma ou outra pessoa suspeitasse que ele tivesse uma fonte de renda adicional e não declarada.

Mary não disse mais nada, apenas se apressou em cuidar das suas tarefas. Quando voltou, meia hora depois, Young John ainda estava na cadeira em frente ao fogo, com as cortinas fechadas. Ele perguntou se já amanhecera; ela respondeu que não.

Enquanto isso, na casa principal, do outro lado da trilha que levava ao chalé de Middle John, prevalecia uma situação menos ordeira. Lá, outra criada para todo serviço, Sophia Taylor, que trabalhava para o velho George e sua esposa Ann fazia quase três anos, estava atrasada em seus deveres. A garota de 19 anos, com um caráter ligeiramente mais agressivo que o de Mary Higgins, tivera sua "folga" no dia anterior e passara parte dela visitando a família Baxter na fazenda Ruxley, a 8 quilômetros de distância, no povoado de North Cray.

Samuel Baxter era casado com a filha de George Bodle, Mary-Ann, e era tido em alta conta pelo velho patriarca. Quando George e a esposa Ann morreram, Samuel e seu filho mais velho, William, herdaram uma quantidade substancial de terras e rendas. Também houve legados para os outros filhos de Baxter, além dos investimentos que o velho fizera pessoalmente em nome de Mary-Ann. William Baxter era alguns meses mais novo que seu primo Young John, mas um homem muito diferente, já trabalhando na própria fazenda. A família se mudara para Ruxley em 1824, deixando Plumstead, onde Samuel até então arrendava uma grande casa e vários lotes de terra, incluindo um dos campos de George.

Dizia-se que Sophia Taylor estava tentando roubar o namoradinho de Louisa, a filha mais velha de Baxter.

De fato, houve rumores de que John Wood trocara a companhia de Louisa Baxter pelo prazer de acompanhar Sophia pelos 8 quilômetros até sua casa naquela noite de sexta-feira. É certo que no setembro seguinte o romance de Wood com Louisa, de 21 anos, estava terminado, pois a jovem se casou com Thomas Wilkes, de Woolwich. Fosse a história verdadeira ou não, Sophia obviamente tivera um dia mais animado que Mary Higgins e já passava das 7 horas quando finalmente se levantou, se vestiu e foi até a cozinha para limpar o forno e acender o fogo.

Uma vez que o fogo estivesse aceso, era tarefa de Henry Perks, de 15 anos, encher a grande chaleira de ferro na bomba do quintal e pendurá-la no gancho da lareira. Henry, que vivia com Young John no chalé, normalmente chegava à casa da fazenda por volta das 6 horas. Além de colocar a água para aquecer, ele soltava as galinhas e batia os tapetes no quintal. Mas, assim como Sophia, Henry estava atrasado em seus afazeres, então largou a chaleira nos degraus dos fundos e foi cuidar da tarefa mais importante — recolher o gado.

No início de novembro, o dia começa a clarear logo antes das 7 horas no sudeste da Inglaterra. No chalé, Mary Higgins ouviu Young John pegar o recipiente do leite no depósito perto da porta dos fundos e sair correndo pela trilha na direção da casa do avô enquanto o céu começava a clarear. Era um dia ameno para aquela época do ano e, quando os camponeses começando seu dia de trabalho o saudaram, ele gritou um alegre "bom-dia" ao passar correndo por eles, balançando sua lata.

Nos últimos quinze dias, Young John ia sempre à casa do avô buscar o leite, mas nunca antes saíra da cama tão cedo. As visitas haviam começado como uma brincadeira entre ele e Sophia, com a garota o encorajando, dissera ele, com convites sedutores e a deliciosa perspectiva de se juntar a ela no celeiro enquanto ela batia manteiga. Ele achara ter sido convidado para o café da manhã na segunda-feira anterior e aparecera às 6 horas, com um pouco de chá e — apropriadamente, como se veria — um arenque defumado. Sophia, contudo, o mandara embora, pois aquele era o início do que era conhecido como dia da lavagem, um evento que ocorria normalmente a cada cinco semanas e, a despeito do nome, ocupava quatro pessoas durante três dias inteiros. A sra. Lear chegara mais cedo, em função da ocasião, e o caldeirão fora enchido na bomba do quintal e colocado no fogo para aquecer.

John voltara no dia seguinte, quando a lavagem estava em andamento, trazendo consigo um pouco mais de peixe e, dessa vez, ele, Sophia e sua jovem ajudante Betsy Smith haviam se sentado para comer juntos, enquanto Jeremiah Febring pendurava o último lote de roupa para secar na corda do quintal.

Contudo, não havia diversão na fazenda naquela manhã de sábado. Quando Young John colocou a cabeça no vão da porta da cozinha, ele encontrou Sophia em um humor irritável, limpando o forno e reclamando sobre estar atrasada. Ele ficou apenas tempo bastante para realizar a tarefa que Henry abandonara, enchendo a chaleira no quintal e pendurando-a no gancho sobre o fogo. Então, por volta das 8h30, depois que Young John já havia ido embora, estabeleceu-se a hierarquia em relação à refeição matinal.

O café era mantido trancado na saleta, em um pote de vidro de boca larga do tipo normalmente usado para compotas. O velho fazendeiro desceu com as chaves para abrir o armário, depositou a ração diária de café em uma xícara de chá e trancou o pote novamente, como fazia todas as manhãs. Os criados não tinham acesso às chaves, mas Ann Bodle tinha cópias e, assim como o marido, carregava o molho sempre consigo. Os suprimentos estavam diminuindo: havia café suficiente apenas para o dia. O açúcar estava no armário próximo ao do café, mas, com seu preço a quase 10 centavos o quilo, comparado ao do café, 2 libras e 14 xelins, os Bodle não se preocupavam em guardá-lo tão bem: o açúcar só era trancado durante a noite.

O sortimento do usual açúcar mascavo da família (então conhecido como açúcar úmido) também estava crítico, e Sophia Taylor gesticulou para que Betsy fosse até seu quarto e pegasse alguns dos cubos de açúcar, do tipo comprado em lojas, que sua mãe lhe dera quando ela viera trabalhar para os Bodle. Betsy era neta de Ann Bodle — de seu primeiro casamento —, o que a tornava neta adotiva do velho George; uma garota inteligente e de boa aparência, que era surda e muda. Ela vivia na fazenda com George e Ann, mas, ao contrário de Young John, trabalhava para se manter, ajudando Sophia em suas tarefas.

Betsy obedientemente voltou com alguns torrões de açúcar em uma tigela e, enquanto as garotas preparavam o simples café da manhã, George saiu para alimentar as galinhas. Ele parecia bastante bem; estava taciturno, mas sempre fora um homem de poucas palavras. Sophia fez torradas e um grande bule de café com a água da chaleira. O bule estava bem limpo e nunca ficou longe de seus olhos. Ninguém além dela o tocou. A garota serviu uma xícara de café para o patrão, acrescentou leite do jarro que Betsy trouxera mais cedo do curral e um pouco do forte e espesso açúcar mascavo. Enquanto George comia sozinho na cozinha, sua esposa Ann, que tinha 74 anos e era bastante frágil, fazia a refeição na cama, levada até ela em uma bandeja por Elizabeth Evans, filha de seu casamento anterior. Elizabeth frequentemente se hospedava na fazenda para cuidar da mãe.

A sra. Bodle bebeu uma pequena xícara de café naquela manhã, adoçado com os torrões de açúcar de Sophia, e seu marido bebeu sua grande caneca habitual. Cerca de meia hora depois que os patrões terminaram o café da manhã, Elizabeth, Sophia e Betsy se sentaram para iniciar o seu. As três mulheres encheram o bule de café com mais água da chaleira e o colocaram para ferver novamente. Sophia bebeu duas xícaras. Betsy tomou o seu sem açúcar, enquanto

Sophia e Elizabeth usaram o restante do açúcar mascavo dos Bodle. A borra de café foi então deixada no bule, em cima do tanque da lavanderia, como sempre, pronta para que um terceiro a coletasse.

E assim teve início uma cadeia de eventos que prenderia a atenção do país durante semanas, enchendo página após página dos jornais de toda a nação, do *York Herald* e *Leicestershire Chronicle* à *Royal Cornwall Gazette*. O drama impressionou tanto um homem da região que, cinquenta anos depois, ele afirmou:

> Histórias que ouvimos ao pé do fogo, quando crianças, prendem-se a nós com a estranha fascinação dos contos de fada e, por maiores e mais variadas que sejam nossas experiências, dificilmente os eventos que chegam a nosso conhecimento conseguem produzir lembranças tão profundas e duradouras quanto aquelas impressões iniciais, as quais deixaram uma marca profunda demais em nossas tenras mentes para ser apagada. Até hoje, não consigo olhar para o casarão no vilarejo de Plumstead sem estremecer.

2
A GRANDE CADEIA DE DEPENDÊNCIA ENTRE AS COISAS

"Essas coisas, as quais, em sua natureza integral ou em suas mais notáveis propriedades, mostram ser tão contrárias à vida animal que, mesmo em pequenas quantidades, provam-se destrutivas a ela, são chamadas venenos", escreveu Richard Mead, um médico do início do século XVIII. Mead, cujos pacientes incluíam a rainha Anne, George II e Sir Isaac Newton, estava particularmente interessado em cobras peçonhentas e dissecou víboras para entender o mecanismo de suas presas. Na melhor tradição dos pesquisadores, também bebeu peçonha de serpentes para provar que só era danoso quando injetado por meio de picadas. Felizmente, tinha razão.

O que conhecemos como a moderna ciência da toxicologia evoluiu para algo muito maior que a simplista definição de estudo dos venenos. A preferência, menos sucinta, da Sociedade Americana de Toxicologia é "o estudo dos efeitos adversos de agentes químicos, físicos ou biológicos nos organismos vivos e no ecossistema, incluindo a prevenção e a melhoria de tais efeitos". Esses efeitos podem ir da morte quase instantânea, como no envenenamento por cianeto, até sutis mudanças no corpo que levam anos para se manifestar. E incluem doenças causadas por bactérias produtoras de toxinas, como a difteria e a cólera.

A antiga reputação das víboras como instrumentos da vingança divina, punindo a humanidade por infrações à lei de Deus, inspirou, em parte, a fascinação de Mead por seus venenos. Na verdade, a misteriosa e devastadora natureza de qualquer tipo de veneno parecia requerer com mais frequência os serviços de um padre ou de um mago, e não de um médico. Ao mesmo tempo, Mead se perguntava como um criador benevolente podia permitir que tais substâncias destrutivas existissem no mundo.

O médico inglês não foi o primeiro a ponderar sobre a natureza dos venenos. O entendimento inicial do homem sobre o fato de que algumas das plantas e dos animais a sua volta eram danosos se ingeridos ou tocados levou, previsivelmente, ao aproveitamento desse conhecimento para objetivos de guerra e assassinato. Tribos aborígenes africanas e norte e sul-americanas mergulhavam suas flechas em qualquer toxina disponível: peçonha de serpentes, exsudações de sapos venenosos ou misturas derivadas de plantas tóxicas. "Pois as flechas do Todo-Poderoso estão em mim cravadas e meu espírito sorve seu veneno", lamenta Jó na Bíblia hebraica, ao passo que Homero envia Ulisses em uma viagem para obter "uma droga mortal para esfregar em suas flechas de bronze" e Ovídio relata que, depois de ter matado a Hidra de Lerna, Hércules mergulhou suas flechas no sangue venenoso. Um antigo texto egípcio ameaça qualquer um que trair seus segredos com "a penalidade do pêssego", implicando que os sacerdotes sabiam como extrair cianeto dos caroços. Em 399 a.C., o filósofo grego Sócrates, sentenciado à morte por profanação e por corromper a mente dos jovens, foi obrigado a beber cicuta. A paralisia se espalhou lentamente por seu corpo, até chegar ao coração.

O Papiro Ebers, um tratado médico egípcio escrito por volta de 1.500 a.C., mas provavelmente baseado em textos escritos aproximadamente 2 mil anos antes, refere-se a muitos venenos comuns, incluindo cicuta, acônito, ópio, chumbo e antimônio. O antigo texto hindu Ayurveda relata como os venenos foram criados: "Logo após a criação do mundo, Brahma ficou furioso com Kaitaba, um dos demônios, e em sua raiva os venenos foram gerados." Após listar páginas de venenos vegetais, minerais e animais, com seus vários sintomas e antídotos, o tratado ensina como localizar um envenenador: "Ele não responde às perguntas ou suas respostas são evasivas; diz tolices, esfrega o hálux no chão e estremece; sua face é descolorida; ele toca as raízes dos cabelos com os dedos e tenta, por todos os meios, sair da casa."

Diz-se que no século XXVII a.C., Shen Nung, conhecido como o pai da medicina chinesa, teria morrido como resultado da elaboração de seu tratado "Sobre experimentos com venenos medicinais herbáceos", após experimentar 365 ervas diferentes em sua pesquisa. Cerca de 2.300 anos depois, sua contraparte ocidental, Hipócrates, discutiu o conceito de overdose e, por meio de seu entendimento da necessidade de limitar a absorção de veneno nos intestinos, introduziu o que agora chamamos de conceito da biodisponibilidade: a extensão em que e velocidade com a qual uma droga está disponível no local de sua ação no interior do corpo. A rota pela qual o veneno entra no corpo — boca, pulmões, pele ou injeção — é crucial para determinar sua força e velocidade de ação.

Mais tarde, médicos gregos e romanos fizeram acréscimos ao corpo de conhecimento. Nicandro de Cólofon, poeta e médico grego do século II, escreveu longos versos sobre animais venenosos e antídotos. Afirma-se que ganhou seu conhecimento sobre alvaiade, zarcão, acônito, cantárida, cicuta, meimendro e ópio realizando experimentos em criminosos condenados. No ano 65, o médico de Nero, Dioscórides, começou a classificar os venenos de acordo com sua origem animal, vegetal ou mineral.

Os mais famosos envenenadores da história, os Medici e os Borgia na Itália do século XV, quase certamente usaram arsênico, mas estavam bem à frente no jogo. Envenenamento por arsênico era impossível de diagnosticar até o fim dos anos 1700 e, mesmo então, o processo era distintamente acidental: a ciência médica não era capaz de distinguir seus sintomas daqueles causados por aflições comuns, como intoxicação alimentar ou disenteria. Mesmo que houvesse suspeita de arsênico, não havia nada que se parecesse a um teste confiável para confirmar sua presença.

Novamente na Itália, dois séculos após os Borgia, houve vários boatos sobre um veneno misteriosamente lento que se acreditava possuir poderes mágicos, permitindo que o assassino causasse a morte de sua vítima no momento de sua escolha, após meses ou mesmo anos de declínio gradual. Finalmente, Giulia Tofana foi acusada de vender a poção para mulheres que queriam se livrar dos maridos. Em meio à crescente histeria pública, Tofana confessou ter causado a morte de ao menos seiscentos homens, mas a admissão foi obtida sob tortura e, àquela altura, era impossível desemaranhar a verdade dos rumores. Certamente houve uma avalanche de envenenamentos em Roma e Nápoles nessa época, mas o ingrediente ativo na supostamente estranha e maravilhosa Aqua Tofana provavelmente não era nada mais sobrenatural que o trióxido de arsênico.

Médico, alquimista e astrólogo itinerante do século XVI, o suíço Philippus Aureolus Theophrastus Bombastus von Hohenheim, mais conhecido como Paracelso, explorou o assunto em função de seu interesse pelas propriedades medicinais de metais e minerais. Acreditando que "a natureza indica a cura", Paracelso começou a procurar alternativas para os remédios herbáceos que então dominavam a medicina e que ele via como frequentemente inefetivos.

Temido e admirado como mago maligno, charlatão e gênio, e louvado tanto como o Martinho Lutero da medicina quanto como a reencarnação do dr. Fausto, Paracelso criou uma ponte entre feitiçaria e ciência. Suas considerações sobre a diferença entre dose terapêutica e venenosa em cada uma das substâncias que investigou permitiram que ele identificasse o que hoje conhecemos como "relação entre dose e resposta", atualmente um aspecto-chave da toxicologia. Sua máxima "Todas as coisas são veneno e nada existe sem veneno; apenas a dosagem permite que algo não seja veneno" ainda se aplica. Ele também tentou identificar os elementos químicos responsáveis pela toxicidade de plantas e animais, ao passo que sua teoria de que as doenças tendem a concentrar seus efeitos em uma parte particular do corpo resultou na ideia de um "órgão-alvo" para os venenos. Sua obra marcou o primeiro passo para mover o estudo dos venenos na direção de algo próximo a uma ciência.

Mas, Paracelso à parte, não haveria nenhum grande avanço no entendimento dos venenos até o século XIX.

Em 1811, Benjamin Brodie, que, assim como Richard Mead, foi médico da família real — no caso, George IV, William IV e a rainha Vitória —, publicou o primeiro de dois estudos sobre venenos cotidianos entre os quais álcool, tabaco e arsênico, assim como substâncias mais exóticas: *upas antiar* — usada em Java para envenenar flechas; e curare, ou *woorara*, como ele o chamava — usado na América do Sul. Dezenas de cães, gatos, coelhos e porquinhos-da-índia foram torturados para fim de estudo. Brodie pingava veneno em suas gargantas, o inseria em seus retos e o esfregava nas feridas que abrira em seus corpos. Ele escreveu notas detalhadas sobre os sintomas letais e dissecou os corpos para observar os efeitos internos. Uma de suas acuradas conclusões foi de que o arsênico tinha de entrar na corrente sanguínea para ser nocivo. Sua obra, contudo, foi rapidamente ultrapassada. Três anos depois, o primeiro do que se tornaria uma série de abrangentes e científicos estudos toxicológicos se tornou um best-seller.

Richard Mead finalmente chegou à conclusão de que a questão de como um Deus amoroso podia permitir a existência de venenos estava na própria natureza desses venenos, que não era tão simples como podia parecer. Algumas plantas venenosas, corretamente preparadas e prescritas, eram medicinais e até mesmo forneciam alimento para outros animais: "Cabras e perdizes engordam com heléboro, estorninhos consomem cicuta e porcos inocentemente comem meimendro." E, embora os benefícios dos venenos minerais não fossem óbvios, o arsênico, por exemplo, era uma substância ativa "utilizada pela natureza na preparação de vários metais da terra, que são de grande utilidade para a humanidade".

"Em resumo", disse Mead, "existe, na fábrica do mundo, uma grande cadeia de dependência entre as coisas e, embora nosso conhecimento não atinja cada um de seus elos particulares, quanto mais avançarmos no estudo da natureza, mais desses elos encontraremos". Assim, parecia que mesmo os mais tóxicos animais, minerais e plantas tinham seu lugar de direito no grande esquema das coisas.

3
Morte por sapo ou inseto

"Uma cena de desolação rapidamente se infiltra a nossa volta, e o inverno, seja ou não severo, provavelmente será longo e amplificará em certa medida o desconforto de homens e animais", avisava uma melancólica *Maidstone Gazette* enquanto outubro de 1833 dava lugar a novembro. Os meteorologistas amadores, tentando prever o clima para a parte de Kent onde se situava a fazenda Bodle, descobriram que sua tarefa seria ainda mais confusa que o habitual. O mês que findava havia sido ameno e seco na maior parte do tempo, com apenas uma ou duas chuvas pesadas e trovoadas, mas, estranhamente, as andorinhas haviam partido antes do previsto e as aves de inverno haviam chegado mais cedo. O deslocamento dos pássaros e a queda precoce das folhas pareciam indicar um inverno frio, mas as sebes não apresentavam a miríade de bagas e frutas silvestres que, segundo se acreditava, eram um sinal de frio inclemente.

Embora o clima ocupasse grande parte da vida das pessoas na área rural, ele não era, naquele momento, o único alvo de interesse. Para começar, Henry Simmons, criminoso reincidente, estava foragido. Entregue à polícia pelo reverendo Moneypenny sob suspeita de roubar uma porta de madeira no valor de 6 xelins, de propriedade de certa Elizabeth Cheeseman, Simmons havia escapado do policial Walter Barton enquanto era escoltado à prisão do condado de Maidstone e as autoridades haviam anunciado uma recompensa de 2 guinéus por sua captura. A população fora instruída a procurar por um indivíduo de ombros largos e cabelos louro-escuros, com um rosto redondo "coberto de sardas", aspecto sujo e maxilar superior saltado, com um dente da frente faltando. O suposto meliante fora visto pela última vez usando chapéu de pele, dois suéteres, colete vermelho e calças de amarrar, tudo imundo, sapatos ruins — e algemas.

E, se isso não fosse animador o bastante, madame Panormo e a autointitulada Criança Prodígio, a srta. Wildman Gould, estavam prestes a oferecer o que era anunciado como "entretenimento vocal" no salão de festas do Star Inn, em Maidstone. O programa incluía um balé chamado *Mamãe afirma que sou muito jovem* e uma canção, que madame Panormo interpretaria "a caráter", intitulada "Sou um moço ágil e vivaz". Ao mesmo tempo, as associações agrícolas locais se preparavam para a aragem, a secagem da cevada e as competições outonais de carneiros, a Sociedade Bíblica de Auxílio de Kent se congratulava por um satisfatório encontro anual, os senhores Clark e Evans anunciavam uma liquidação de chá verde chinês "em seu estado genuíno", direto do armazém da Companhia Britânica das Índias Ocidentais em Londres, e o preço do trigo no mercado do condado caíra para 2 libras, 7 xelins e 3 centavos por 250 gramas.

Na noite de sábado, 2 de novembro, enquanto madame Panormo e a Criança Prodígio se preparavam para subir ao palco, um faetonte de dois lugares chacoalhava pela estrada sob a débil luz da lua minguante. John Butler, de 34 anos, sócio de seu pai John e de seu irmão mais novo Ebenezer em uma respeitada clínica médica em Woolwich, estava a caminho da fazenda Bodle, em resposta a uma mensagem urgente.

O casarão de tijolos de dez cômodos de George Bodle ficava na rua principal do vilarejo de Plumstead, um imponente ponto de referência entre os chalés em ruínas e chiqueiros que indicava aos passantes sua prosperidade e sua estatura entre os vizinhos. Como seu proprietário, a construção era sólida e confortável, mais que elegante. Três chaminés se erguiam em cada canto do alto telhado de ardósia e uma alameda percorria a distância entre o portão e a porta frontal, dos lados da qual havia duas altas janelas de guilhotina. Estas eram encimadas por um par de janelas semelhantes no primeiro andar, com uma quinta janela centralizada sobre a porta. Normalmente, contudo, a família e os visitantes entravam pelo pátio no fundo da casa, passando pelos galinheiros e pela lavanderia.

Uma trilha percorria a lateral da construção, atravessando os canteiros e os pomares de maçãs e peras ao fundo e então guinando em um ângulo amplo à direita, cortando as linhas de árvores frutíferas antes de ladear um chalé e terminar em um portão para o espaço público chamado de Skittles Lane (embora os locais o chamassem de Kiddels). Os pomares de Bodle continuavam no lado sul da trilha, culminando em um poço de cascalho e num campo comunitário contendo um velho moinho onde as donas de casa mantinham seus pequenos estoques de trigo. A rua principal para oeste, entre o casarão e a residência mais próxima, a casa paroquial de São Nicolau, era fronteada pelos currais de Bodle. Em frente à casa, do outro lado da rua principal, as plantações do fazendeiro se estendiam em direção ao rio, fornecendo uma vista completa dos campos de Essex até a margem mais distante do Tâmisa.

Em anos recentes, o velho, agora fisicamente frágil, mas com a mente e os propósitos firmes como sempre, podia ser visto na frente da casa ou no portão, observando seus domínios. Após uma vida inteira de economia e trabalho duro, George Bodle havia se transformado de arrendatário em grande proprietário de terras e homem importante.

No entanto, a faxineira, uma viúva de 49 anos chamada Judith Lear, encontrara uma cena lamentável quando chegara à fazenda naquela manhã. Todos os dias, após o café da manhã, a sra. Lear ia até a porta dos fundos para recolher um pouco de leite e a borra do café dos Bodle para a família de sua filha. Mary era casada com um camponês local, Daniel Bing, e o casal, ganhando apenas o necessário para subsistir, vivia em um minúsculo chalé com seus sete filhos, com idades entre 12 anos e 2 meses. Sua pobreza era tanta que Mary fervia o que sobrara do café dos Bodle depois de ele já ter sido fervido duas vezes — uma para George e Ann Bodle e outra para Elizabeth e Sophia —, a fim de preparar uma bebida quente para os filhos.

Naquela manhã, a sra. Lear encontrou o bule de café sobre o tanque da lavanderia dos Bodle, como sempre, mas também Sophia e Betsy, pálidas e doentes, sofrendo com dores de estômago, vômitos e sensação de queimadura na garganta. Sophia estava particularmente mal e havia vomitado com intensidade várias vezes. Após reconfortar as jovens, Judith Lear recolheu a borra de café do fundo do bule em um pote e partiu pela rua principal de Plumstead em direção à casa da filha, onde deixou o café sobre a mesa. Assim que chegou a seu próprio minúsculo chalé, contudo, uma trôpega Betsy a chamou de volta à fazenda, informando, em linguagem de sinais, que a sra. Bodle precisava dela com urgência. Ela encontrou a velha senhora em seu quarto, claramente doente, mas ainda tentando se vestir. A despeito da ajuda da faxineira, Ann teve de admitir que estava fraca demais para descer as escadas.

Após acomodar a patroa de volta à cama, a sra. Lear desceu até a cozinha, onde encontrou George Bodle sentado à mesa, em um estado tão lamentável quanto o da esposa. "Ele não sabia o que tinha causado aquilo", disse ela. "Disse que só comera batata assada no jantar e café com torradas no café da manhã." E havia algo mais: ele disse que sua visão estava muito turva e perguntou se poderia haver algo errado com a água utilizada para fazer o café. A sra. Lear achou que talvez um inseto ou sapo tivesse entrado na chaleira. George não sabia, mas, estranhamente, disse estar seguro de que não havia nada errado com o café, pois somente ele tinha acesso ao pó, e perguntou quem estivera na casa naquele dia. Então disse à faxineira para se assegurar de que a chaleira fosse completamente limpa e esfregada antes de ser usada novamente. A sra. Lear designou o jovem Henry Perks para a tarefa; ele usou um cinzel para raspar o calcário acumulado. Ao meio-dia, Elizabeth Evans, que, após o café da manhã, havia partido para sua casa na aldeia de Bostall, cambaleou para dentro da casa e desmaiou. Dois camponeses tiveram de carregá-la até a cama.

Por volta das 18 horas, o filho do velho, Middle John, chegou à fazenda para receber seu salário semanal e encontrou o pai na cozinha, onde estivera sentado durante todo o dia, ainda muito doente. Middle John recebeu seu dinheiro e subiu as escadas para saber sobre a madrasta, antes de voltar para o próprio chalé e informar a esposa. Catherine vestiu sua touca e caminhou até o casarão para verificar como estava a família. Por alguma razão, o velho se recusou a falar com ela, deliberadamente retirando as polainas e subindo as escadas até seu quarto assim que ela entrou na cozinha. Depois que Catherine partiu, ele desceu novamente para esperar o médico.

Embora George Bodle pudesse ser muito cauteloso com sua fortuna, a demora em chamar um médico não era uma insensatez em 1833. "Cólera inglesa", assim chamada para distingui-la da letal cólera asiática que matara 32 mil pessoas na Inglaterra dois anos antes, era um termo genérico para ataques inespecíficos de diarreia e náuseas, normalmente causados por comida estragada, que acometiam as pessoas com frequência no século XIX.

A "inglesa", embora desagradável e debilitante, em geral cedia em algumas horas, sem necessidade de ajuda médica, embora algumas vezes se provasse fatal, se o ataque fosse especialmente violento ou a vítima especialmente frágil. Mesmo quando o médico era chamado, não estava clara a utilidade de sua presença. Por sorte, a maioria das aflições estomacais era curta e autolimitada. O que o médico encontrou quando chegou à residência dos Bodle, contudo, era de uma escala totalmente diferente.

Quando John Butler começou a examinar seus pacientes e ouvir seus relatos, ele ficou surpreso com a similaridade dos casos; e não apenas nos sintomas, mas na maneira como todos haviam começado a passar mal minutos após a refeição e o fato de que todos haviam consumido igualmente torradas e café. O velho fora particularmente afetado: além de dor, visão prejudicada, vômitos e diarreia, sua mente parecia perturbada. "Eu o encontrei exausto, abatido e debilitado", disse o médico. "Ele parecia estar sofrendo grande ansiedade e, ao mesmo tempo, seu intelecto parecia muito debilitado. Não parecia estúpido, mas exausto." Como resultado, o prognóstico médico não foi encorajador: "Minha opinião era de que o velho não se recuperaria." E, quanto mais via e ouvia, mais firmemente ele descartava qualquer sugestão de insetos, anfíbios ou cólera de qualquer nacionalidade. Estava certo de que os Bodle sofriam os efeitos de um veneno irritante e, no topo de sua lista de suspeitos, estava o trióxido de arsênico, mais popularmente conhecido como arsênico branco.

Um pedaço do elemento chamado arsênico pode passar de maneira perfeitamente segura pelo corpo humano, desde que seu estado permaneça inalterado. O composto químico arsênico branco é totalmente diferente. Nessa forma, o inofensivo arsênico se torna uma sentença de morte rápida e horrível para todos os animais com sistema nervoso central e para a maioria das formas vegetais desafortunadas o bastante para absorvê-lo.

O arsênico está presente em toda parte: na crosta terrestre, no espaço, no mar, na água das fontes, nas montanhas e também, em traços minúsculos, no corpo humano. No mundo natural, ele usualmente é encontrado em combinação com outros elementos, como enxofre e ferro, como se vê na branco-prateada arsenopirita, no vermelho-alaranjado realgar e no amarelo-ouro auripigmento, todos altamente tóxicos. A palavra em si deriva de *arsenikon*, o antigo nome grego para o auripigmento, que os gregos, por sua vez, retiraram de *zarnikh*, o termo persa para amarelo. *Arsenikon* também está relacionado à palavra grega *arsenikos*, que significa masculino ou potente. O rei menino Tutancâmon foi enterrado com um lençol colorido com auripigmento, enquanto os tons vermelhos da cerâmica escavada em Corinto derivam do realgar. A beleza de suas cores profundamente brilhantes é tanta que, mesmo depois que os perigos foram descobertos, durante séculos o realgar e o auripigmento ainda foram usados como pigmentos em pinturas, tecidos e cosméticos, e para decorar construções. Tanto o evangelho ilustrado celta do século XIX, o Livro de Kells, quanto o Taj Mahal foram decorados com auripigmento.

Por causa de sua intensa cor amarela, achava-se que o auripigmento continha ouro, e o *Mappae Clavicula*, um compêndio medieval de antigas receitas, dá instruções de como usar o composto para extrair ouro, laminar ferro e criar prata a partir do cobre. Acredita-se que os imperadores romanos Calígula e Diocleciano fizeram com que seus especialistas trabalhassem nessa busca mais antiga que o tempo, com Diocleciano se enfurecendo e destruindo todos os livros sobre o assunto quando seus alquimistas egípcios falharam em cumprir suas promessas. O estadista romano Plínio se referiu a "uma receita para produzir ouro a partir do auripigmento, que ocorre perto da superfície da terra na Síria e é escavado pelos pintores", enquanto o historiador e geógrafo grego Estrabão descreveu uma mina de sulfuretos amarelos e vermelhos em Pompeiópolis, tão venenosos que somente escravos trabalhavam nela. Na Inglaterra do século XIX, contudo, o pigmento letal favorito não era vermelho nem amarelo, mas um rico e vibrante verde.

Em 1775, um químico sueco desenvolveu uma cor que recebeu seu nome — verde de Scheele ou arseniato de cobre, um composto de cobre, arsênico, hidrogênio e oxigênio. Então, nos anos 1800, o verde de Scheele foi substituído pelo que parecia um produto melhor, com mais durabilidade e uma escala mais ampla de tons. Era uma variante igualmente tóxica do verde de Scheele chamada de esmeralda ou verde de Paris, não somente porque era vista como mais elegante e sofisticada — embora fosse —, mas pela muito menos romântica razão de ser usada para matar ratos nos esgotos da capital francesa. Em breve, pigmentos verdes contendo grandes quantidades de arsênico estavam em toda parte — tintas, papéis de parede, tecidos, sabonetes, brinquedos, doces, bolos e velas —, tornando difícil evitar tocar, inalar ou engolir a substância em uma forma ou outra. Em sua obra sobre doenças ocupacionais, o médico John Arlidge se refere a flores artificiais contendo em média 0,65 grama de arsênico, enquanto os 18 metros de material utilizado em um vestido de baile continham 6,5 gramas. A famosa alegação de que Napoleão, vivendo no exílio em Santa Helena, foi envenenado por seu papel de parede é baseada na teoria de que foi exposto à arsina gerada pelo pigmento verde.

Mas era o trióxido de arsênico — que os químicos do século XIX chamavam de ácido arsênico e todos os outros de arsênico branco — que a maioria das pessoas tinha em mente quando se referia ao arsênico. Essa forma é um subproduto obtido quando minérios são fundidos para a extração de metais valiosos como cobre, chumbo e ouro. Quando o minério é aquecido, o elemento arsênico, naturalmente presente em grandes quantidades, é liberado em forma de gás, que então se combina com o oxigênio do ar para formar uma substância que poderia ter sido deliberadamente projetada para a fácil remoção de parentes inconvenientes.

O alquimista do século VIII Jabir ibn Hayyan recebeu o crédito por ter apresentado o arsênico branco ao mundo quando aqueceu realgar ou auripigmento — os relatos variam — e então recolheu a substância que se formou quando o vapor atingiu o ar. O livro de venenos de Jabir lista algumas receitas exóticas, incluindo estas instruções: "Pegue uma lagartixa e uma tarântula amarela e as pulverize até obter um pó fino. Misture com leite e deixe fermentar." Mas foi sua muito mais prosaica contribuição para a toxicologia que se mostrou tanto mais duradoura quanto mais perigosa, pois com a descoberta do arsênico branco veio o conhecimento que manteve médicos, químicos, advogados e jurados ingleses, para não mencionar carrascos e agentes funerários, ocupados por mais de um século. Ao contrário dos violentamente coloridos auripigmento e realgar, o trióxido de arsênico é um pó de aparência muito inócua, sem gosto ou cheiro, parecendo com açúcar à primeira vista e sendo facilmente solúvel em líquidos ou alimentos quentes. Também é fatal em doses minúsculas e, na Inglaterra de 1833, era barato e ridiculamente fácil de obter, uma situação que resultou em males sem fim...

4
AQUELE HOMEM BOM E PIEDOSO

Como a maioria da família Bodle, Samuel Baxter entrava e saía do casarão regularmente. Desde seu casamento com a filha de George havia mais de vinte anos, ele se tornara mais filho que genro do velho, recebendo sua confiança e partilhando seus segredos de uma maneira vetada a Middle John. Apenas alguns dias antes de George ficar doente, Samuel o ajudara com um novo testamento. Ele fora convocado ao casarão na tarde de sábado, 26 de outubro, onde, conforme disse, encontrara o velho fazendeiro esperando por ele, sozinho, segurando um envelope selado. George entregara o envelope a Samuel e lhe pedira para levá-lo imediatamente a seu advogado, Charles Parker, em Greenwich. Samuel afirmou que, na época, não tinha ideia sobre o conteúdo do pacote; George nada dissera e ele não perguntara.

Cinco dias mais tarde, Samuel voltou ao escritório de Parker, mas, dessa vez, estava acompanhado por George e certamente conhecia o conteúdo do envelope.

Na presença de testemunhas — Alex Grove e Thomas Ashdown, os assistentes de Parker — George Bodle assinou seu novo testamento. Os rumores afirmavam que todos os membros da família Bodle conheciam o conteúdo tanto do velho testamento, então destruído, quanto do novo, mas, se assim era, eles mantiveram a informação para si mesmos. Mais tarde, Middle John diria acreditar que, pelo testamento anterior, ele receberia tudo, enquanto Samuel negaria qualquer conhecimento sobre o conteúdo do documento substituído. Seja como for, o que todos os membros da família sabiam era que o velho George Bodle era um homem rico.

Nascido no vilarejo de Plumstead em 1754, filho de Willum e Mary Bodel, como afirmavam os registros da paróquia, George era um de seis filhos, três garotos e três meninas, mas mortes durante a infância eram comuns na época e poucos casais no vilarejo viam os filhos sobreviverem até a idade adulta. A irmã de George, Eleanor, morrera em 1763, com apenas 5 semanas, seguida, três anos depois, por William Júnior, de 16 anos.
   George cresceu e se tornou um homem silencioso e reservado, de maneiras simples e estilo de vida modesto. A despeito de sua crescente prosperidade, ele nunca aspirou à aristocracia. Suas roupas eram as ásperas e práticas vestes dos homens do campo e ele seguia os costumes do interior. Era um homem trabalhador que cuidou de suas terras ao lado dos empregados enquanto

teve forças; um homem que valorizava a probidade, acreditava na ordem e temia a Deus.

Sua primeira esposa (chamada Mary, como sua mãe) era dez anos mais nova e lhe deu três filhos — John, Mary-Ann e George, o primogênito, que morreu em 1790. O casal teve ao menos outro filho, chamado William, que provavelmente também morreu durante a infância. Mary faleceu em 1799, aos 35 anos. A causa da morte não foi registrada.

Nove anos depois, em 29 de fevereiro de 1808, na Igreja de Santa Maria, ao lado do Palácio Lambeth, George se casou novamente. Dessa vez, a noiva não era uma habitante local, embora sua família tivesse laços com Plumstead. Ela era uma viúva de Lambeth chamada Ann Wassell, parente de um dos amigos de George, o próspero George Wassell, de Woolwich.

Entre a viuvez e as segundas núpcias, George prosperara. Em 1786, aos 32 anos, ele fizera um seguro com a companhia Sun, na City de Londres, que avaliara sua casa em 300 libras. A apólice também listava um celeiro no valor de 200 libras, equipamentos e gado no valor de 150 libras, dois estábulos, um curral, um armazém e um abrigo para charrete. Seus bens no casarão valiam outras 100 libras e seus "itens de vestuário", mais 50, porém sua propriedade mais preciosa era o grande pátio forrado com tijolos e seus estoques de feno e trigo. E, além dos bens seguráveis, também havia investimentos e terras, pois George arrendava largas porções do fértil pântano dragado que se estendia entre o vilarejo e as margens do rio Tâmisa.

No trecho entre o cais dos condenados e a barragem de macieiras-bravas, conhecida como nível das macieiras, ele alugava 3 hectares e, no trecho seguinte, o velho nível do milho, era arrendatário de outros 21. De maneira constante durante os anos, ele conseguira adquirir quase 10 hectares de terra e, por sua vez, começara a arrendá-la para outros fazendeiros. Ele também criava puros-sangues. Em 1823, em uma audiência com o magistrado na Taberna Mitre, em Greenwich, ele prestou depoimento contra um colega negociante, James Haines, de Lewisham. Haines comprara uma égua puro-sangue com moedas que acabaram se provando falsas.

Em novembro de 1833, George Bodle, "aquele homem bom e piedoso" (como mais tarde seria escrito em sua lápide) possuía 16 hectares de terras, chalés e celeiros incluídos; arrendamentos cobrindo uma extensão considerável do vilarejo; um casarão de fazenda com pomares, hortas e anexos; gado e estoques de grãos; e 3 mil libras em ações no Banco da Inglaterra. No total, valia cerca de 20 mil libras (um pouco mais de 2 milhões de libras em valores de 2012).

Se Middle John estava certo a respeito de o testamento anterior deixar tudo para ele, as novas disposições devem ter sido uma decepção. Consistindo em mais de três páginas de uma escrita compacta e densa, as palavras se seguindo continuamente em um estilo conhecido como cursivo, o testamento era um trabalho notável. O velho fazendeiro tinha muito de que dispor e deixou instruções específicas sobre o que aconteceria ao dinheiro e às propriedades que reunira tão prudentemente durante a vida.

Depois de estabelecer, de acordo com o costume legal, que quaisquer dívidas no momento de sua morte deveriam ser pagas pelo espólio, assim como as despesas com o funeral e os custos testamentários, o velho deixou para sua viúva

> todos os meus vinhos, destilados e provisões da casa, de maneira absoluta. Também para minha já citada esposa, durante sua vida ou enquanto permanecer minha viúva, sem se casar novamente, os aluguéis e rendas de todas as propriedades arrendadas, com seus respectivos mobiliários [...] e também o lucro de todo dinheiro aplicado em fundos ou ações do reino. E, do mesmo modo, o livre uso e proveito de todos os bens da residência, além de mobiliário e louças, lençóis, porcelana, pinturas, impressões, copos e outros bens de qualquer descrição, além da renda anual de todas as propriedades, créditos e bens.

Caracteristicamente, embora concedendo todas as propriedades pessoais e a renda de um considerável acúmulo de terras e investimentos para a viúva, o último testamento do prático George Bodle não continha nenhuma das expressões de afeto frequentemente vistas em tais documentos. Ann não era sua "amada" ou "querida esposa", mas simplesmente "minha esposa Ann Bodle". Ninguém tampouco recebeu um anel de luto como símbolo da estima do velho, um gesto popular na época.

Seria após a morte de Ann, ou na altamente improvável possibilidade de a adoentada mulher de 74 anos se casar novamente, que as coisas se tornariam interessantes. Middle John herdaria o casarão da fazenda, assim como o chalé no qual vivia com a família, além de 5 hectares de hortas e pomares e 1 hectare de área pantanosa no velho nível do milho. A herança, contudo, valeria apenas durante seu tempo de vida: ele receberia as rendas e os lucros da terra e das propriedades, mas não poderia vendê-los. Após sua morte, tudo seria dividido igualmente entre seus filhos — Young John, George e Mary Andrews. E, ao contrário de Middle John, os três netos do velho fazendeiro seriam livres para fazer o que quisessem com sua parte.

Mas o velho George Bodle ainda não havia terminado, e o que se seguiu foi uma novidade para Middle John — ou foi o que ele afirmou. O testamento continuava:

> Após a morte ou novo casamento de minha esposa, o que acontecer primeiro, deixo para meu genro Samuel Baxter todas as minhas propriedades arrendadas, incluindo habitações, anexos e terras, e edificações, incluindo estábulos, currais, hortas, pomares e instalações, com todos os equipamentos, situados em Plumstead e agora ocupados pelo sr. Hore.

O PÓ DO HERDEIRO

Além disso, Samuel receberia 4,5 hectares do nível do milho, ao lado do hectare deixado para Middle John, e o nível das macieiras, e também os estábulos, currais, hortas e pomares então alugados para certo John Taylor. E, ao contrário de Middle John, Samuel não seria beneficiário das terras e propriedades dos filhos, mas sim herdeiro absoluto.

Em seguida, vinha a filha de George e esposa de Samuel, Mary-Ann. Ela herdaria dividendos e lucros de 2 mil libras em ações, a 3% anuais, no Banco da Inglaterra. Após sua morte, as ações seriam divididas entre seus filhos, à exceção de William, de 22 anos. Ele não receberia ações, mas sim o direito a 4 hectares de pântanos alodiais, também alugados na época. Se William morresse antes da avó e do pai, os 4 hectares passariam para Samuel.

Havia pequenos legados para membros mais distantes da família. Betsy Smith, a neta adotiva de George, surda e muda, receberia a não particularmente generosa pensão de 5 libras por ano, durante toda a vida, a serem pagas pelos Baxter de sua parte na herança, enquanto Elizabeth Evans e a outra filha do casamento anterior de Ann Bodle receberiam 10 libras cada. A irmã do velho George, Elizabeth Andrews, receberia 20 libras. Os testamenteiros Henry Mason e George Wassell receberiam 10 libras cada "por fazer cumprir este testamento". O pagamento era um gesto polido, e dificilmente uma recompensa, particularmente para Mason, para quem a responsabilidade se mostraria mais problemática do que tanto ele quanto George poderiam ter previsto.

E então o testamento voltava aos Baxter. Tudo que ainda não havia sido designado — "todo o restante de meus bens, propriedades, débitos, créditos e posses e lucros e propriedades de qualquer tipo" — iria para William e seus herdeiros, a menos que ele morresse antes de Ann, caso em que tudo iria para Samuel.

William e Samuel também seriam testamenteiros, com Wassell e Mason. Middle John, portanto, não receberia nem a posse completa de qualquer propriedade ou investimento nem qualquer responsabilidade em assegurar que as instruções do pai seriam cumpridas. George sentia pelos Baxter uma confiança que, aparentemente, não depositava no próprio filho.

5
É FÁCIL MORRER

O retrato do poeta Thomas Chatterton pintado por Henry Wallis guarda uma atmosfera de triste finalidade. O poeta de 17 anos morreu em um sótão londrino em 1770, após cometer suicídio por ingestão de arsênico. Ele foi idolatrado como gênio trágico pelos românticos; Wordsworth o chamou de "menino maravilhoso" e Keats lhe dedicou *Endymion*. Wallis retrata o corpo completamente vestido de um jovem abandonado graciosamente sobre a cama; a cabeça, com seus revoltos cachos ruivos, voltada para o observador; a face e o pescoço brancos como alabastro; as feições serenas. Um braço repousa sobre o peito, o outro pende artisticamente ao lado da cama.

Quaisquer que sejam os méritos do artista, a obra não é o que parece. O jovem morto não apresenta semelhança com Chatterton, mas sim com outro jovem, chamado George Meredith, e a digna cena retratada por Wallis não se parece com os resultados de envenenamento por arsênico. (Existe uma teoria muito menos graciosa a respeito de como Chatterton morreu — acidentalmente, por overdose de um preparado de arsênico usado para tratar doenças venéreas.) Se John Butler estava correto em seu diagnóstico sobre o que afligia George Bodle, então o velho estava prestes a enfrentar um fim terrível.

"É fácil morrer", conclui Emma Bovary depois de encher a boca com arsênico branco. "Vou dormir e tudo estará terminado." Mas a heroína de Flaubert estava estarrecedoramente enganada e sua imaginação a traíra uma última vez:

> Um tremor violento percorreu seus ombros e ela se tornou mais pálida do que o lençol que agarrava entre os dedos [...]. Gotas de suor se acumularam entre as veias azuis de seu rosto [...]. Seus dentes batiam, suas pupilas estavam dilatadas [...]. Um grito abafado escapou de seu peito [...]. — Oh, Deus, é horrível! — gritou ela. Em breve, estava se contorcendo e vomitando sangue [...] manchas marrons surgiram em seu corpo, a pulsação escapava entre os dedos parecendo um fio esticado, uma corda de harpa prestes a se romper. Ela começou a gritar de maneira horrível.

Para desencadear seu ataque, o arsênico precisa ser absorvido pela corrente sanguínea e, assim, normalmente ocorre um retardo de 10 minutos — ou mais, em caso de estômago cheio — antes que a vítima comece a perceber que algo não vai bem. Então vêm o retesamento dos músculos e uma sensação de queimadura na garganta e no esôfago que torna difícil o ato de engolir. Enquanto o veneno penetra a corrente sanguínea, as veias começam a inflamar, afetando o sistema digestivo e causando cólicas estomacais e náusea, seguidas de vômitos violentos.

Qualquer comida no estômago é expulsa, com resíduos de arsênico que não tenham sido absorvidos, mas, em vez de serem aliviadas com o esvaziamento do estômago, as ânsias permanecem intensas. A essa altura, a vítima está vomitando sangue e bile, talvez até mesmo fezes, trazidas dos intestinos pela violência das ânsias. Entre as ondas de náusea, as cólicas estomacais se tornam cada vez mais agonizantes e inicia-se o expurgo, com o corpo tentando substituir os fluidos perdidos pelo estômago drenando água de outras partes do sistema para o intestino, somente para vê-la expelida pelas selvagens contrações dos músculos abdominais. A inicial diarreia aguada, descrita no século XIX como "evacuações de água de arroz", é substituída por sangue quando os capilares se rompem e as cólicas continuam, embora o corpo já não tenha mais nada para expelir.

Se, depois disso, a vítima ainda estiver lutando pela vida, ela pode experimentar um alívio da diarreia, substituída por dolorosos espasmos anais involuntários conhecidos como tenesmo — o urgente, mas infrutífero, desejo de esvaziar os intestinos, usualmente resultando em ulceração do ânus. Os efeitos do veneno então se espalham para outras partes do corpo e os rins são afetados, tornando o ato de urinar doloroso e causando dor nos ossos e músculos.

A massiva perda de fluidos em decorrência dos vômitos e da diarreia provoca sede intensa, mas ingerir líquido não somente é inútil, como também aumenta o sofrimento: tudo é imediatamente expulso em outro espasmo de vômito bem antes de ter qualquer chance de ser absorvido.

Alguns venenos, como o cianureto e a estricnina, agem de acordo com um cronograma estrito e despacham suas vítimas de maneira previsível. O arsênico, em contrapartida, é misterioso e irresoluto, comportando-se mais como uma doença infecciosa. Assim, a natureza do sofrimento e quanto tempo ele durará dependem parcialmente da constituição genética da vítima. E, para confundir as coisas ainda mais, seres humanos são capazes de adquirir certo grau de tolerância ao arsênico, se forem cuidadosos o bastante.

Em 1851, o dr. Von Tschudi causou sensação ao relatar o caso de camponeses estírios vivendo na fronteira entre a Áustria e a Hungria. Eles acreditavam que o arsênico fazia bem para a saúde e o usavam como tônico, no que, em geral, seriam doses fatais. Eles começavam com 30 miligramas duas ou três vezes por semana e gradualmente aumentavam a dose. (Advogados logo agarraram essa "defesa estíria" para tentar criar dúvida na mente dos jurados. Seria aquele realmente um caso de assassinato? E se o arsênico encontrado na comida ou no corpo estivesse sendo autoadministrado por razões de saúde e a vítima tivesse perdido o controle?)

Morte por envenenamento agudo por arsênico pode levar entre duas horas e quatro dias, embora se saiba de vítimas que sobreviveram durante quinze dias. Para a maioria, contudo, o sofrimento dura ao menos 24 horas. Mas, ao contrário dos pacientes de cólera, as vítimas do arsênico não morrem de desidratação: a pressão sobre o coração causa colapso total do sistema, conduzindo o indivíduo à morte. Para a vítima, é claro, essa diferença é meramente acadêmica.

E, se o envenenamento agudo por arsênico não for terrível o bastante, o lento e repugnante declínio produzido pela versão subaguda, quando a vítima recebe pequenas doses durante longos períodos, é uma história de terror. Perda de apetite, fraqueza, vômitos e diarreia são seguidos por semanas, ou mesmo meses, de dores musculares, amortecimento e formigamento das mãos e dos pés, retenção de urina e feridas, crostas e bolhas por todo o corpo, terminando em paralisia, convulsões, coma e morte. Morte por envenenamento subagudo por arsênico requer um tipo especial de determinação e crueldade, tornando difícil contemplar a ideia de que, dentro da casa da vítima, existe alguém que, enquanto finge amor ou lealdade, gentilmente dá fim a sua vida.

Um artigo na revista de Charles Dickens *Household Words* declara que o assassinato por envenenamento lento fala "mais prontamente de uma diabólica sofisticação da mente do perpetrador que qualquer outra forma de assassinato". O perpetrador imaginado possui uma aparência assustadoramente inofensiva:

> Certa manhã, um homem magro e respeitável, de cabelo escuro e bigode, usando óculos e um longo casaco marrom, vai a uma loja de produtos químicos em uma pequena cidade do interior e pede 30 gramas de arsênico para matar ratos [...]. Ele pretende envenenar a esposa, a sogra ou um homem a quem deve dinheiro com pequenas doses ocasionais e, agora, tem um estoque do produto para levar adiante suas intenções.

Entre 1750 e 1914, o arsênico, em uma ou outra forma, esteve envolvido em 237 casos apresentados aos tribunais criminais ingleses. Muito atrás — com 52 casos —, vinha um alcaloide vegetal, um narcótico tão facilmente disponível quanto o arsênico, embora, em sua forma pura, fosse mais caro, custando mais de 2 xelins por 30 gramas. Membros dos estratos superiores da escala social eram viciados em ópio, obtido do extrato da papoula, *Papaver somniferum*. O ópio era vendido em todo o país tanto em formato sólido quanto desidratado ou em uma solução mais fraca e mais barata chamada láudano, usada como analgésico, calmante e panaceia generalizada e que custava mais ou menos o mesmo que uma cerveja. Ninguém manteve registros de quantos litros de Godfrey's Cordial — uma mistura de ópio, melado e especiarias às vezes chamada de "amigo das mães" ou "mamadeira" — foram administrados a crianças no decorrer do século XIX. No entanto, bastariam algumas gotas para matar um bebê e os investigadores suspeitavam que as overdoses, assim como a inanição decorrente em crianças dopadas demais para comer, haviam sido responsáveis por um número incalculável de mortes infantis.

Ao dar voz a suas suspeitas sobre a morte de George Bodle, John Butler foi cauteloso ao aludir, de maneira genérica, a algum tipo de "irritante". Ao fazer isso, ele se referia ao método-padrão da época para classificar venenos, inventado por Mathieu Orfila. Orfila desmentiu alguns mitos seculares, como o de que o coração de uma vítima de envenenamento não queimaria quando exposto ao fogo.

Nascido em Minorca em 1787, Orfila era um homem carismático, bonito e elegante e, nos anos 1820 e 1830, um dos professores mais populares da École de Médecine de Paris. Sua rica voz de barítono lhe permitia ensinar com animadas palestras em estilo informal para mais de mil estudantes ao mesmo tempo, e certa vez se disse que, não fosse sua fascinação pela química, ele poderia ter feito fortuna como cantor de ópera. Em vez disso, Orfila escolheu devotar sua vida profissional ao estudo dos venenos, à detecção de sua presença e aos vários antídotos e tratamentos.

Das 6 horas às 16, ele podia ser encontrado na faculdade de medicina, sem paletó, com as mangas da camisa enroladas até os cotovelos e o cabelo "ao vento", de acordo com a revista parisiense de fofocas *Charivari*, "cortando, retalhando, esvaziando, dissecando, assando, fervendo e fritando, correndo de uma fornalha a outra, remexendo o carvão, cuidando das panelas e preparando guisados inomináveis". Às 16 horas, ele abandonava suas fornalhas, lavava as mãos, arrumava o lenço no pescoço, vestia o casaco de zibelina e "desaparecia como um dividendo".

Em nome da ciência, o toxicologista submeteu centenas de animais — na maioria gatos e cachorros — a uma morte horrível, e quatrocentas pessoas por vez pagavam 50 francos pelo privilégio de assisti-lo. A *Charivari* comparou o movimento na rua da faculdade nessas ocasiões ao da Ópera de Paris durante uma estreia muito aguardada. Do lado de dentro, em um grande palco no anfiteatro onde Orfila normalmente dava suas palestras, duas fornalhas emitiam fumaças espessas, com uma coleção de "instrumentos de formato estranho, frascos desconhecidos e tubos impossíveis de descrever". Ao fundo, ficava "uma espécie de pequeno altar romano no qual estava deitado um pobre cachorro". Alguns dos sofrimentos a que os animais eram submetidos — como o professor pisando na cauda de um cachorro para provar à audiência que estava vivo — pareciam mais crueldade gratuita que um pesaroso compromisso em nome do aprendizado.

Ao menos, suas vítimas não morreram em vão. Sistematicamente, o professor descreveu as propriedades físicas e químicas de dezenas de venenos e os classificou de acordo com sua ação. Ele alimentou suas cobaias com diferentes quantidades de diferentes venenos, estabelecendo a dose tóxica de cada substância e, como Benjamin Brodie fizera antes dele em escala mais limitada, registrou os sintomas produzidos e o tempo que cada animal levava para morrer. Então dissecou os corpos, fazendo anotações detalhadas sobre os danos encontrados.

O resultado foi o primeiro livro abrangente sobre toxicologia, publicado em 1814 e com várias edições subsequentes. Na edição de 1821 de *A General System of Toxicology* [Sistema geral de toxicologia], Orfila agrupou os venenos em quatro categorias, de acordo com os sintomas que produziam: os irritantes (ou seja, os que causavam inflamações nas partes do corpo com que entravam em contato); os narcóticos (que afetavam o sistema nervoso ou o cérebro, produzindo estupor ou delírios); os narcóticos acres (que se acreditava serem capazes de causar inflamação, estupor ou ambos); e os venenosos sépticos ou putrefativos. O último grupo era uma espécie de miscelânea que incluía picadas de insetos, mordidas de aranhas peçonhentas e cachorros com raiva, consumo de peixes venenosos como delfins e congros (presumivelmente quando estragados) e também uma condição chamada pústula maligna, uma forma de antraz adquirida ao se lidar com carne ou pele infectadas e conhecida como doença da lã ou dos trapos. A edição de 1814 também incluía

> miasmas contagiosos emanando de corpos contaminados pela peste ou fardos de mercadoria vindos de lugares infectados por ela; emanações de espaços confinados onde certo número de pessoas está reunido, recebendo ar apenas por pequenas aberturas; exalações de campos queimados, hospitais, prisões, navios, privadas, pântanos, vegetais pútridos e água estagnada.

Em outras palavras, ar venenoso.

Os venenos irritantes listados por Orfila incluíam cloreto e todas as outras preparações de mercúrio; arsênico e compostos arsênicos; verdete e outros sais de estanho, ouro e bismuto; nitrato de prata; sal amoníaco (cloreto de amoníaco); sulfeto e nitrato de potássio (salitre); sais de barita (sais de bário); fragmentos de vidro; cantárida (ou mosca da Espanha, conhecida como afrodisíaco); sais de chumbo; e o que ele chamou de "plantas acres ou seus sucos concretos". Corrosivos como ácido sulfúrico produziam tanta inflamação que pareciam se comportar como queimaduras. Outros eram menos cáusticos, mas quase tão rapidamente letais, pois eram absorvidos pela corrente sanguínea e espalhados pelo corpo, destruindo o coração, os pulmões, o cérebro e o sistema nervoso, "órgãos tão essenciais à preservação do indivíduo que a morte será o resultado inevitável de qualquer lesão extensa recebida por eles". Uma das principais descobertas de Orfila foi feita em 1839, quando ele extraiu arsênico do fígado, baço, rins, corações e músculos de um cadáver, demonstrando que o veneno era absorvido por todos os órgãos principais do corpo, e não apenas pelo sistema digestivo.

Entre os narcóticos, Orfila incluiu ópio, meimendro, cianureto e teixo. Entre os narcóticos acres, estavam cogumelos, *nux vomica*, cânfora, tabaco, beladona, digitalis, arruda, cicuta, "emanações de flores" e o que era conhecido como centeio de chifre ou esporão. O centeio de chifre é um grão infectado com o fungo *Claviceps purpurea*, que causa envenenamento por cravagem em seres humanos. Em sua forma aguda, o ergotismo se manifesta como alucinações e convulsões conhecidas como fogo de santo antão, enquanto a condição crônica resulta em gangrena seca dos membros inferiores.

Sobre as "emanações de flores", Orfila escreveu:

> pessoas que habitam impunemente cômodos repletos de flores odoríferas têm muita dificuldade para acreditar que alguns indivíduos são incapazes de permanecer mesmo que por alguns minutos em tais apartamentos sem sofrer sintomas como dores de cabeça e náuseas, que em alguns são seguidos por convulsões e desmaios.

Ele acreditava que rosas, lírios e madressilvas estavam entre os culpados. O tratamento recomendado era deixar o cômodo imediatamente e inalar vinagre. Se o paciente não se recuperasse rapidamente, deveria beber água com açúcar.

De modo geral, a despeito de anomalias como corpos contaminados pela peste e emanações florais, sua tentativa de impor alguma ordem científica à maneira como as toxinas eram definidas foi vista como um avanço importante. Escrevendo em 1836, o toxicologista escocês Robert Christison afirmou que, até Orfila, a classificação de venenos "desafiara a engenhosidade dos toxicologistas". Os cientistas haviam se contentado em agrupar substâncias de acordo com sua natureza animal, vegetal ou mineral.

Dez anos mais jovem que Orfila, Christison frequentara algumas de suas aulas de jurisprudência médica (ciência forense) em Paris. Em 1822, um ano depois de retornar, Christison, então com 25 anos, recebera sua própria cadeira de jurisprudência médica em Edimburgo. Afirmou-se que conseguira o emprego porque sua orientação política — firmemente *tory* — era considerada aceitável e porque um dos responsáveis pela decisão devia favores a seu mentor. Por mais questionável que tenha sido o processo de seleção, ele se provou uma boa escolha. Dez anos mais tarde, tornou-se professor de *materia medica* ou farmacologia.

O PÓ DO HERDEIRO

Seu próprio tratado sobre venenos e sua classificação, publicado em 1829, também foi um sucesso de vendas. Os peixes, em particular, o perturbavam, assim como haviam feito com Orfila.

> [...] as ostras ou músculos [sic], embora geralmente salubres e nutritivas, às vezes adquirem propriedades que as tornam nocivas para todos que as consomem, e outras, embora ingeridas com perfeita segurança pela humanidade em geral, mesmo assim são venenosas, o tempo todo ou ocasionalmente, para indivíduos particulares. [...] Mas, até agora, químicos e fisiologistas tentaram em vão descobrir a causa de sua ação deletéria.

Foi somente quando o químico francês Louis Pasteur expôs sua teoria sobre os germes, em 1858, que os cientistas começaram a compreender o papel das bactérias nas doenças e na putrefação.

Em suas classificações, Christison incluiu o que chamou de irritantes mecânicos — fragmentos de aço, vidro e caroços de frutas —, descrevendo um caso no qual uma mulher supostamente teria morrido, após dois anos de sofrimento constante, depois de ingerir uma grande quantidade de caroços de cereja. Ele não explicou como ou por que, mas, novamente, seus irritantes mecânicos, assim como as emanações florais de Orfila, demonstram a dificuldade de se chegar a definições satisfatórias de venenos; especialistas lutaram durante séculos contra o problema, mas todo mundo concordava com a afirmação de Paracelso de que tinha algo a ver com a dosagem. A morfina era um bom exemplo. Dezesseis miligramas eram suficientes para matar uma criança normal, mas, para um adulto não viciado sentindo dor, essa dosagem seria terapêutica, enquanto em um adulto, ou mesmo uma criança, acostumado à droga, praticamente não teria efeitos.

Mais de trezentos anos depois de Paracelso, Alfred Swaine Taylor, outro toxicologista inglês que estudou com Orfila em Paris, observou que, enquanto a visão popular de veneno como substância capaz de roubar vidas mesmo em pequenas doses era útil o bastante para objetivos cotidianos, ela se mostrava inadequada quando os tribunais estavam envolvidos. Como principal toxicologista forense do país em sua época, Swaine Taylor estava mais preocupado em como melhor apresentar os resultados das análises químicas para o juiz e o júri.

Assim como Christison, Swaine Taylor se tornara professor de jurisprudência médica na precoce idade de 25 anos, em seu caso no Guy's Hospital. Ele continuaria no cargo até 1877, depondo em julgamentos de envenenamentos altamente prováveis e se tornando um nome relativamente famoso. Alto e imponente, era "gracioso com os amigos e amargo com os inimigos", segundo o *Medical Times*, enquanto o *British Medical Journal* o via como "lúcido em suas exposições, conservador em suas teorias e minucioso em suas investigações".

Um dos problemas em definir um veneno como letal em pequenas doses era que isso excluía os compostos químicos que matavam apenas em grandes dosagens. E, como afirmou Taylor, "em uma visão médico-legal, se um homem morre em razão dos efeitos de 30 gramas de nitrato de potássio ou de 130 miligramas de arsênico, a responsabilidade da pessoa que criminosamente administrou a substância é a mesma".

O sal de Epsom, ou sulfato de magnésio, comumente ministrado como laxante suave ou adicionado a banhos quentes para aliviar dores musculares, normalmente não é visto como nocivo, mas, durante as sessões judiciais de Huntingdon em 1842, Thomas Stangon e William Saybridge foram julgados por "assassinar certo Daniel Cox, administrando-lhe grande quantidade de sal de Epsom diluído em cerveja". Cox era um homem idoso que passava seu tempo vagueando de pub em pub, mendigando drinques e geralmente aborrecendo as pessoas. Certa manhã, após ingerir várias canecas no Cross Keys, em Sawtree, ele começou a se queixar de que a cerveja estava muito fraca. Duas horas depois, viu-se vítima de diarreia crônica e morreu na noite seguinte. O relatório da autópsia definiu a causa da morte como "purgação excessiva e consequente inflamação". Então a história foi revelada: adulterar sua bebida com substâncias como tabaco e qualquer outra coisa que estivesse à mão se tornara uma espécie de passatempo local, "que o paladar deteriorado do velho não lhe permitia perceber", disse o *Times*. Mas a brincadeira fora longe demais. Saybridge foi inocentado, mas Stangon se viu considerado culpado de homicídio culposo, embora tenha passado apenas uma quinzena na prisão, em função de "seu caráter, o mais elevado possível em termos de humanidade e temperamento bondoso".

Outro problema, de acordo com Swaine Taylor, era que os advogados ignorantes usavam erroneamente o termo "mortal". "Venenoso" ou "de natureza destrutiva" funcionariam tão bem quanto, mas os oficiais responsáveis pela acusação estavam "pouco informados sobre tais questões" e não conseguiam "falar de um veneno sem descrevê-lo como mortal". Ele postulou que esse adjetivo era verdadeiro somente para os venenos letais em pequenas doses e que agiam rapidamente, como estricnina, cianeto e arsênico. Duas pessoas haviam sido inocentadas das acusações de tentativa de assassinato com sulfato de cobre porque o processo descrevera o composto químico como veneno "mortal" e duas testemunhas médicas não conseguiram chegar a um acordo sobre a veracidade da afirmação. A definição de Taylor em sua obra sobre medicina forense era: "uma substância que, quando absorvida pela corrente sanguínea, é capaz de afetar seriamente a saúde ou destruir a vida".

A ideia de que um veneno verdadeiro tinha de ser absorvido pela corrente sanguínea ganhou mais aceitação durante aquele século, levando as pessoas a se perguntarem sobre os ácidos hidroclorídrico, sulfúrico e nítrico. Eles claramente eram fatais em pequenas doses e agiam rapidamente, mas prenunciavam desastre desde o primeiro contato com a pele e os órgãos internos da vítima, muito antes de entrarem na corrente sanguínea. Isso significava, então, que não deveriam ser descritos como venenos? Alguns cientistas argumentaram que os ácidos minerais podiam ser tanto venenosos quanto corrosivos, dependendo da maneira como eram usados. Uma colher de chá de ácido concentrado podia matar em 24 horas, mas uma solução mais fraca poderia ter tempo de chegar à corrente sanguínea. Se um assassino, por exemplo, pingasse ácido sulfúrico na boca de sua vítima adormecida, explicavam, em vez de jogar um tonel da substância sobre ela, a ação do ácido era a mesma em ambos os casos, mas a aplicação era diferente e, como quer que o primeiro caso fosse descrito, o segundo claramente não era envenenamento.

Finalmente, a lei lidou com o problema não se preocupando com a definição de veneno, usando, em vez disso, clichês como "droga estupefaciente ou incapacitante" e "veneno ou outra substância destrutiva e nociva". Isso cobria agentes mecânicos como vidro moído; corrosivos que destruíam os órgãos em função do contato; bactérias produtoras de toxinas; e "venenos verdadeiros" — aqueles que entravam na corrente sanguínea e agiam no sangue, nos órgãos internos e nos tecidos. E, embora os cientistas argumentassem sobre as qualidades relativas de algumas substâncias, nunca houve nenhuma dúvida sobre o status do arsênico.

6
UM GRANDE GRAU DE INQUIETUDE

Os Bodle sofreram horrivelmente, mas, ao menos, foram poupados das sanguessugas e da bomba estomacal. No século XIX, a sangria era um dos tratamentos médicos mais comuns. O antigo sistema grego de medicina considerava o sangue um dos quatro "humores", além da bile negra, a bile amarela e a fleuma. As doenças se deviam ao desequilíbrio entre esses fluidos corporais e, para que o paciente recuperasse a saúde, a harmonia tinha de ser restaurada. Em 1833, a teoria dos humores havia sido abandonada há muito, mas a prática de aplicar sanguessugas ou abrir uma veia para liberar toxinas ainda era muito difundida.

Para tratar envenenamento por arsênico, Orfila recomendava começar com doze a quinze sanguessugas no abdome, sobre o centro da dor. Se a dor se movesse, mais sanguessugas deveriam ser aplicadas no novo local. "E, mesmo em uma terceira mudança de situação, não devemos temer aplicar mais doze ou quinze sanguessugas", escreveu Orfila, acrescentando: "A segurança do paciente depende da copiosa evacuação de sangue, e a fraqueza resultante deve ser considerada, comparativamente, apenas uma ligeira inconveniência."

Em 1824, o principal professor inglês de medicina forense, John Gordon Smith, escreveu sobre um aparelho que estava sendo aclamado por seu sucesso, embora afirmasse que a ideia não era "de modo algum nova". "O princípio é injetar no estômago a água morna por meio de um tubo elástico acoplado, na extremidade externa, a uma seringa ou garrafa com capacidade de 250 miligramas aproximadamente", explicou ele. "O conteúdo então é retirado e se extrai o veneno ao relaxar a garrafa. A operação é repetida até que a água se mostre clara e insípida."

Outros remédios favoritos para casos de envenenamento na época incluíam leite, vinagre, linhaça, copiosas quantidades de água com açúcar e cócegas na garganta do paciente, usando os dedos ou uma pena. O objetivo era o mesmo: fazer com que o paciente vomitasse o material letal o mais rápida e copiosamente possível.

Ao longo dos anos, houve algumas tentativas de encontrar um antídoto para o arsênico, e os remédios anunciados na época incluíam cloreto de ferro, altamente tóxico, e óxido de ferro, que, segundo se pensava, poderia se ligar ao arsênico branco para formar um sal insolúvel que então passaria de maneira segura pelo corpo. Afirmava-se que Joseph Hume, químico de Covent Garden, tivera algum sucesso com magnésia, enquanto outros recomendavam pó de carbono.

Em 1809, o médico Bartholomew Parr, de Devonshire, achou razoável tentar 1,3 grama de vitríolo (ácido sulfúrico) para induzir vômito, seguido de grandes quantidades de azeite de oliva, goma arábica, leite e caldo gorduroso para "colar" quaisquer traços remanescentes do veneno e permitir que fossem expulsos em uma única massa.

George Male, médico do hospital geral de Birmingham, recomendava carbonato de potássio ou, caso isso não funcionasse, enxofre, cinzas de madeira ou sabão dissolvidos em uma solução de cal. Male morreu em 1845 de envenenamento por acônito, autoadministrado depois que ele leu que a erva era um tratamento efetivo para o reumatismo.

Quando John Butler terminou de examinar seus pacientes naquela noite de sábado, ele não prescreveu nada mais danoso que claras de ovos e óleo de castor, o tratamento-padrão na época. E, a despeito de sua confiança nas sanguessugas, Orfila também acreditava que esse método, um emético de claras de ovos em água fria, ainda era o melhor remédio. A prática típica era administrar doze a quinze ovos misturados a um litro de água a cada dois ou três minutos. As mulheres Bodle seguiram as ordens de Butler, mas o velho George se recusou. Provavelmente querendo mitigar uma sede atroz e a ardência na garganta, ele ignorou o intragável conselho médico e, em vez disso, bebeu meio litro de cerveja, o que Butler achou desastroso. Em relação ao velho, Butler sentiu que estava lutando uma batalha perdida.

Cedo no dia seguinte, domingo, 3 de novembro, o cirurgião estava de volta ao casarão de Plumstead. Quatro de seus pacientes, embora ainda estivessem muito doentes e fracos, mostravam sinais de melhora, particularmente as mulheres mais jovens, Betsy e Sophia. O fazendeiro, contudo, estava muito pior. Quando sua filha Mary-Ann Baxter e o marido Samuel chegaram de North Cray para o habitual jantar de domingo, eles ficaram horrorizados com o que encontraram.

Butler decidiu que precisava de ajuda em relação a George Bodle; chegara a hora de pedir uma segunda opinião. Para ele, a escolha óbvia para uma consulta era o veterano dr. Sutton, de Greenwich, antigo médico do Exército e consultor do Dispensário de Kent, uma instituição de caridade.

Em 1833, qualquer homem podia se descrever como médico e possuir alguma de uma desconcertantemente ampla variedade de qualificações. No pior dos casos, poderia não ter nenhuma e não ter passado nem mesmo pelo mais rudimentar dos treinamentos. Em 1834, o presidente do Colégio Real de Cirurgiões, George Guthrie, imaginou o caso de um jovem que tivesse trabalhado como assistente de boticário durante quatro anos. O jovem então completaria os dois anos de estudo exigidos pela Companhia de Apotecários e pelo Colégio Real. "Ele provavelmente não teria educação preliminar e, em alguns casos, poderia ser capaz de fazer pouco mais que ler e escrever. Quanto às línguas mortas [latim e grego] [...] não saberia nada sobre o assunto." Se esse jovem falhasse em se qualificar como boticário ou cirurgião, "ele voltaria a sua cidade natal, montaria uma loja e seria químico, boticário, cirurgião, apotecário e parteiro". Sob o Ato dos Apotecários de 1815, ele poderia ser obrigado a remover qualquer anúncio descrevendo a si mesmo como apotecário, se fosse descoberto pela Companhia, "mas o Colégio de Cirurgiões não tem tal poder".

O Ato dos Apotecários foi o primeiro passo para regularizar a profissão, estabelecendo padrões de treinamento antes que os estudantes tivessem permissão para prestar o exame de licenciatura, mas ainda havia um longo caminho a percorrer. A qualificação do Colégio Real de Cirurgiões "não confere nenhum privilégio legal a seu detentor e qualquer indivíduo da comunidade tem tanto direito de praticar cirurgias quanto qualquer um que tenha cometido a tolice de pagar 22 guinéus [a taxa de exame do colégio] por uma peça desbotada de pergaminho", declarou o *The Lancet*, acrescentando que o detentor da licença de 6 libras da Sociedade de Apotecários era superior ao cirurgião e podia rir de suas pretensões.

Não que o *The Lancet* estivesse particularmente impressionado com a Venerável Companhia de Apotecários, descrevendo a lei que exigia que os pretendentes ao exame de licenciatura tivessem servido como aprendizes como tendo sido "concebida no verdadeiro espírito de uma corporação de lojistas". Um estudante de medicina era obrigado a passar cinco dos mais valiosos anos de sua vida "em um estado de vassalagem e ignorância atrás de um balcão". E tal era a falta de rigor do próprio exame em si, disse o jornal, que, a seu lado, os cômicos eventos da sátira médica de Molière *O médico à força* "deixavam de ser uma caricatura".

Os insultos do *The Lancet* sobre lojistas e balcões atingiram um ponto fraco, embora bastante conhecido. Os apotecários eram considerados o degrau mais baixo da hierarquia de três níveis da profissão médica e, desde o século XVI, vinham tentando se livrar de sua associação com os merceeiros. Esse reposicionamento havia se provado uma batalha árdua, especialmente com pessoas como o editor do *Lancet* Thomas Wakley insistindo em lembrá-los sobre suas raízes. Uma apoteca era uma loja que vendia vinhos, ervas e especiarias e, assim, qualquer um que vendesse esses itens era apotecário. No século XV, quando as guildas de vendedores de pimentas e especiarias se uniram, a Venerável Companhia de Merceeiros foi estabelecida, englobando os apotecários. Desde então, um ramo especializado, os apotecários de especiarias, emergiu em certa parte da City de Londres, perto de Blackfriars, chamada Bucklersbury, onde se vendiam especiarias, doces, perfumes, vinhos temperados, ervas e drogas.

O PÓ DO HERDEIRO

Em meados do século XVI, os apotecários de especiarias haviam efetivamente se tornado farmacêuticos comunitários, preparando e vendendo medicamentos. Eles começaram sua campanha para se afastar dos merceeiros e, em 1617, conseguiram seu intento e a Venerável Sociedade de Apotecários de Londres recebeu seu alvará real.

Mas, enquanto os apotecários manipulavam os medicamentos, os médicos, a elite da profissão, controlavam a prescrição. Naquela época, os apotecários, ao contrário dos médicos, não podiam cobrar taxas por seus conselhos, tendo de garantir seu sustento somente com os medicamentos que forneciam. Essa regra era frequentemente ignorada, contudo, e os dois grupos se enfrentavam por poder e controle. A comédia de Thomas Cook, *Physick Lies a bleeding, or the Apothecary Turned Doctor* [Médico realiza sangria, ou O apotecário que se transformou em doutor], apresenta Tom Gallypot, "apotecário profissional que pratica medicina perto de Covent Garden"; Lancet Pestle, "apotecário profissional (mas que ousadamente pretende ser médico e cirurgião)"; Retorto Spatula d'Ulceroso, "apotecário em Drury Lane que finge ser grande médico, cirurgião e químico"; e Jack Comprehensive, "apotecário vivendo em Fleet Street que se professa meramente médico, cirurgião, químico, farmacêutico, destilador, confeccionista e (ocasionalmente) cortador de milho". A peça é intitulada "Uma comédia encenada todos os dias na maioria das apotecas de Londres, para ser vista especialmente por todos aqueles que estão dispostos a serem enganados, em 1º de abril, todos os anos. Absolutamente necessária a todas as pessoas que estão ou podem ficar doentes".

Um degrau acima dos apotecários ficavam os cirurgiões, que também possuíam uma ancestralidade embaraçosa. Em meados do século XV, a então Confraria dos Cirurgiões se amalgamou à Companhia de Barbeiros para formar a Companhia de Barbeiros-Cirurgiões, levando a cabo procedimentos menores como sangrias, aplicação de sanguessugas e extração de dentes, assim como corte de cabelos e barbas. (O tradicional poste vermelho e branco dos barbeiros simboliza sangue e ataduras.) Mas, com o crescimento do interesse no estudo da anatomia, a cirurgia, embora ainda um negócio grosseiro e sanguinolento, desenvolveu-se até se tornar uma área especializada e os cirurgiões começaram a reivindicar independência. O primeiro salão da Companhia de Cirurgiões ficava perto da prisão de Old Bailey e Newgate, o que tornava prático recolher os corpos dos criminosos enforcados, única fonte legítima de corpos para dissecação naquela época. Em 1800, contudo, os cirurgiões receberam o alvará real e se mudaram para uma casa construída especialmente para eles em Lincoln's Inn, com salas de aula e de reuniões e espaço para a magnífica coleção de espécimes do anatomista John Hunter.

No topo, ficavam os médicos, que podiam traçar as origens de sua profissão até os gregos antigos. Desde que Henrique VIII estabelecera o Colégio de Médicos em 1518, a instituição estivera envolvida em lutas de poder com os outros corpos médicos. O Colégio queria ser capaz de conceder licenças aos qualificados a praticar medicina e punir os que não eram. Seu alvará decretava que pretendiam "conter a audácia dos perversos homens que se professam médicos mais pelo bem de sua avareza que pela certeza de qualquer boa consciência, por meio dos quais muitas inconveniências podem ser criadas para a rude e crédula população".

O Colégio de Médicos foi organizado para ser antes um corpo acadêmico que uma guilda — arrancar dentes no mercado ou vender medicamentos herbáceos em uma tenda não era para eles. Eles eram a elite do mundo médico. Os primeiros candidatos à licença do Colégio precisavam ter diplomas de Oxford ou Cambridge para provar que eram "solidamente educados" ou, em outras palavras, que eram capazes de passar no exame oral em latim e grego. O Colégio finalmente concordou em admitir licenciados de universidades não Oxbridge em 1835, mas pares ainda tinham de vir de lá.

John Butler seguira um caminho respeitável até a medicina. Quando se sentou para prestar o exame da Sociedade de Apotecários, ele era superqualificado, com seis cursos de anatomia, seis em teoria e prática de medicina, seis em química e quatro em *materia medica* (farmacologia). Também passara seis meses no Guy's Hospital, perto de London Bridge, percorrendo os leitos. Ele passou nos exames tanto da Sociedade de Apotecários quanto do Colégio Real de Cirurgiões. Essa qualificação dupla era conhecida como "Colégio e Salão", em referência ao Salão dos Apotecários onde os exames eram administrados.

Enquanto médicos como John Butler eram descritos como cirurgiões por causa de sua associação com o Colégio Real, somente aqueles no topo da profissão — como o famoso Sir Astley Cooper, que removera um cisto da cabeça de George IV e dera aulas a John Keats, quando o poeta era estudante de medicina — eram capazes de garantir sua subsistência somente com cirurgias. A maioria dos cirurgiões em cidades e vilarejos ao longo do país era composta por clínicos gerais — prescrevendo medicamentos, realizando operações, cuidando de ferimentos, consertando ossos quebrados, fazendo sangrias, extraindo dentes, tratando "bolhas", aplicando cataplasmas e fazendo partos. O termo "clínico geral" era desconhecido no século XVIII, mas, em 1830, já era mais comumente reconhecido.

Thomas Sutton, de 66 anos, tinha uma reputação considerável. Ele estudara medicina em Londres, Edimburgo e Leiden e, possuindo diploma médico e sendo membro do elitista Colégio Real de Médicos, estava no topo da hierarquia. Homem inteligente e atencioso, publicara artigos sobre uma ampla gama de condições, incluindo tuberculose, peritonite e gota, mas era mais conhecido por sua obra sobre *delirium tremens* ou "loucura dos bêbados".

O PÓ DO HERDEIRO

A escolha de Butler, contudo, foi baseada menos na estatura acadêmica de Sutton e mais na experiência pessoal, pois os elos entre a clínica da família Butler e o médico de Greenwich datavam de ao menos vinte anos.

Em 1813, o pai de John Butler tratara uma mulher com febre puerperal. Febre puerperal, ou febre do parto, é o resultado de uma infecção no útero ou na vagina que tipicamente se apresenta alguns dias depois do parto. Antes que a necessidade de higiene rigorosa fosse compreendida, a febre era um grande fator letal e, tragicamente, a maioria dos casos era causada pelos próprios médicos, que não lavavam as mãos antes de examinar as mulheres, algumas vezes indo direto de uma cirurgia ou mesmo de uma autópsia para a sala de parto.

Quando o pai de John Butler pediu a ajuda de Sutton em 1813, ele acabara de perder três pacientes para a febre e, a despeito de seus melhores esforços, uma quarta parecia prestes a falecer. Em todos os casos, a mulher tivera parto normal e parecia bem durante os primeiros dois ou três dias. Quando Sutton viu a última paciente de Butler seis dias após o parto, contudo, ela estava pálida, febril e exausta. Os medicamentos prescritos por ele incluíam as tradicionais altas doses de ópio para a dor, mas ele também prescreveu um tratamento menos ortodoxo: a aplicação de uma loção "fria" nas partes doloridas, a fim de reduzir a inflamação.

Quando Sutton se encontrou com Butler novamente, ele ficou deliciado ao saber que não somente a paciente sobrevivera, como outras mulheres também pareciam ter sido salvas por seu método. Sutton e Butler se conheciam em decorrência de seu trabalho beneficente no Dispensário de Kent, o qual fornecia medicamentos e atenção médica gratuita aos pobres de Woolwich, Deptford e Lewisham.

Na segunda-feira, 4 de novembro, quando Thomas Sutton chegou à fazenda, John Butler descreveu o histórico do caso e os sintomas de George Bodle. Ao contrário dos Butler, que, como cirurgiões provincianos, estavam acostumados a ter sangue não só nas mãos, mas também nos braços e aventais, médicos não examinavam pacientes ou administravam tratamentos. Eles faziam perguntas, ouviam a descrição dos sintomas e então chegavam a um diagnóstico. Qualquer contato físico era usualmente restrito a sentir o pulso do paciente.

Após o relato dos fatos, Sutton foi até o leito do paciente para checar o velho em agonia. Ele notou que, embora o fazendeiro tivesse praticamente deixado de vomitar e já não se queixasse de problemas na visão, seu pulso estava ligeiramente acelerado, a 120 batimentos por minuto, e ele afirmava ainda sentir uma terrível queimação no estômago, que piorava quando pressão era aplicada. Nas palavras do dr. Sutton, Bodle estava sofrendo "um grande grau de inquietude" e, em sua opinião de especialista, Butler estava certo: "alguma matéria deletéria fora administrada". Infelizmente, nesse caso Sutton não tinha nenhum tratamento inovador a sugerir: em termos médicos, seu jovem colega já estava fazendo tudo que podia ser feito. Esperar e rezar era o que restava.

Em relação a como a matéria deletéria encontrara seu caminho até o sistema do paciente, Sutton não somente não estava curioso, como também pareceu surpreso com o fato de alguém achar que ele se interessaria. "Não era necessário explorar essa questão", explicou ele mais tarde. "Eu recebera informações do sr. Butler em relação aos sintomas e não me pareceu meu dever inquirir sobre as circunstâncias." Ele tampouco considerou sua responsabilidade perguntar a George Bodle se ele achava ter sido envenenado. Quando perguntado se o fazendeiro acreditava estar morrendo, Sutton respondeu: "Isso não fez parte de minha inquirição profissional. Eu havia feito perguntas sobre os sintomas antes de vê-lo."

Clinicamente, Sutton estava certo, é claro: o quanto George sabia sobre sua situação e seu provável fim não tinha nenhuma utilidade para o médico enquanto ele tentava chegar a um diagnóstico e decidir sobre um tratamento. Legalmente, contudo, em um caso de suspeita de homicídio, isso poderia ser vital. Embora depoimentos indiretos normalmente não fossem admitidos nos tribunais, uma exceção poderia ser feita, por exemplo, quando a declaração de uma pessoa prestes a morrer se relacionava à maneira ou causa de sua morte. Mas existia uma condição importante: no momento da declaração, a vítima não poderia ter a menor ilusão sobre uma possibilidade de recuperação, pois assim não arriscaria sua alma morrendo com uma mentira nos lábios — ou ao menos era assim que se pensava no século XIX. E quem melhor para conhecer o estado mental e ouvir as confidências de um moribundo que o médico que o estava tratando?

Em 1789, quando William Woodcock foi julgado por golpear o crânio de sua esposa Silvia, Sir Robert Eyre, juiz presidente do Tribunal de Sua Majestade em Exchequer, destacou a importância de as declarações de morte serem feitas "em casos extremos, quando se considera que o envolvido está prestes a morrer e sem esperanças restantes neste mundo, radicalmente obrigado, portanto, a dizer a verdade".

Um vigia encontrara Silvia caída na rua, "espancada e ensanguentada", com uma das orelhas "cortada ou arrancada a golpes" (mais tarde, a orelha foi apresentada no tribunal). Ele a levara até o asilo de Chelsea, onde ela fora atendida pelo cirurgião Thomas Manby Read e pelo apotecário John Powell. Nos dias que se seguiram, enquanto Read e Powell tratavam seus ferimentos, Silvia contara como o marido "espancara seu rosto e cabeça da maneira mais horrível". Inicialmente, os médicos haviam tido esperança de salvá-la, mas, quando Read viu "a putrefação chegando rapidamente", ele percebeu que estavam perdendo a batalha. Durante o julgamento de William, contudo, os dois foram incapazes de jurar que Silvia soubera com certeza que estava morrendo, embora estivessem certos de que ela sabia que estava muito mal. No fim, isso fez pouca diferença: havia uma montanha de outras provas contra Woodcock e, cinco dias mais tarde, ele foi enforcado.

Durante todo o dia, em seguida à visita do dr. Sutton, os familiares e empregados de Bodle continuaram a se recuperar, mas a condição de George piorava cada vez mais. Seu genro Samuel Baxter passou a maior parte do dia a seu lado. Na manhã seguinte, terça-feira, 5 de novembro, quatro dias depois de George ter ficado doente, tornou-se claro que o fazendeiro não viveria por muito mais tempo. A sra. Lear permaneceu em seu posto de enfermeira, ao qual se juntou, durante a tarde, outra ajudante da casa e parente de Ann Bodle, Ann Wooding, de 60 anos. A leal Judith Lear abandonou o patrão por no máximo 5 minutos, a fim de buscar velas quando a noite caiu, embora Ann Wooding se afastasse ocasionalmente para se aquecer junto ao fogo, pois o quarto estava muito frio. A sra. Lear achou "difícil" se sentar observando o pobre velho, agora que a morte indubitavelmente se aproximava, e ouvir enquanto ele rezava fervorosamente para o Deus que servira durante toda a vida.

Ele ainda estava dizendo suas preces quando a esposa, ela mesma muito doente e frágil, entrou no quarto para dizer adeus. Segundo a sra. Lear, ele disse "Você veio" e pareceu satisfeito. Ele não tinha forças suficientes para manter uma conversa, mas os dois rezaram juntos.

Middle John também estivera todos os dias no casarão desde a noite de sábado em que, comparecendo para receber seu salário, como sempre, encontrara o pai na cozinha, doente e sozinho. Ele assumiu o lugar de Samuel Baxter ao lado do leito do pai na terça-feira, e foi enquanto estava perto de George na penumbra de uma tarde de fim de outono que, segundo ele, o velho sussurrou um segredo — confessando suas suspeitas sobre como sua justa vida fora levada a tal triste e doloroso fim. Naquele momento, Middle John não contou a ninguém o que se passara entre eles e deixou o casarão por volta das 16 horas, voltando a seu chalé para o chá. Assim que chegou em casa, contudo, um servo veio correndo, dizendo que o velho estava perto do fim. Middle John se apressou em voltar ao casarão. "Eu entrei no quarto antes de ele morrer e coloquei minha mão sob seu queixo para impedir que caísse", disse ele. "Meu pai me beijou e disse 'Deus te abençoe' em uma voz muito débil."

A sra. Lear, ainda de vigília, ficou feliz ao ver pai e filho se dando tão bem, pois nem sempre fora assim. De fato, ela ficara confusa quando o patrão se virara para ela, mais cedo naquela tarde, e perguntara:

— Aquele sujeito voltou aqui desde então? Se ele voltar, expulse-o da cozinha.

— De quem o senhor está falando? — perguntara a sra. Lear.

— John Bodle.

— Seu filho?

— Não, Young John Bodle. Deixe que Henry Perks ou outra pessoa venha buscar o leite ou eles não terão nenhum.

Se John Butler também suspeitava que algum indivíduo em particular estava por trás dos eventos na fazenda, o cirurgião estava sendo discreto. Mas ele claramente achava que não se tratava de acidente. Naquela mesma noite, 5 de novembro, enquanto os sinos da igreja tocavam no condado e os jovens invadiam as ruas brandindo efígies de "Guy Faux" e do "velho Papa" em espadas e estacas de lúpulo, o cirurgião foi chamado ao casarão novamente. Dessa vez, para examinar o alquebrado corpo do velho e confirmar que a vida estava de fato extinta. Com este último dever cumprido, o médico deixou as chorosas senhoras Lear e Wooding para cuidar do corpo enquanto o resto da família observava o luto e conduziu seu faetonte em direção a Woolwich, em busca de um magistrado. Já não havia nada que os curandeiros pudessem fazer. Agora era a vez do sistema criminal de justiça de Sua Majestade.

7
Prova corroborativa do artigo deletério

O sucesso do envenenamento criminoso depende de o processo imitar os efeitos de uma doença natural, disse o professor de ciência forense de Edimburgo Robert Christison. Se ele estava certo, então em 1833 as probabilidades estavam fortemente a favor dos assassinos, pois muitas doenças ainda eram pouco compreendidas.

Em 1829, dois membros da equipe do Guy's Hospital, o professor de farmacologia Thomas Addison e o cirurgião John Morgan, compararam os sintomas do tétano (uma infecção bacteriana) com os do envenenamento por estricnina e encontraram o que descreveram como "a mais perfeita semelhança". "Em ambos os casos, encontramos as mesmas contrações dos músculos voluntários [...] e, também em ambos os casos, a ação mórbida começa no mesmo ponto, ou seja, nos músculos do maxilar inferior." Se diagnosticar a maior parte dos envenenamentos já era bastante difícil, o arsênico era especialmente complicado, pois ele imitava muito de perto os sintomas de várias doenças comuns.

Até 1831, havia quatro condições que muito provavelmente induziriam os médicos a erro nos casos de envenenamento por arsênico: cólera inglesa, febre atáxica, fluxo de sangue e "vômito de matéria negra". Como mencionado, a cólera inglesa era um termo inclusivo para vários vírus e bactérias que afetam o sistema digestivo, produzindo vômitos e diarreia. Com a higiene alimentar e as condições de vida sendo muitas vezes bastante ruins, a cólera inglesa era vista com uma familiaridade quase desdenhosa, a menos que o ataque fosse particularmente severo.

O que se conhecia como febre atáxica ou renitente era provavelmente uma forma de malária, então prevalente em áreas da Inglaterra próximas aos pântanos e à água estagnada. Os sintomas incluíam febre, icterícia e vômito de bile verde. Embora ninguém soubesse, na época, que a malária era transmitida por mosquitos, nos anos 1830 os médicos estavam bastante conscientes dos poderes curativos do quinino, conhecido como casca peruana.

O fluxo de sangue, ou apenas fluxo, era a disenteria, uma condição inflamatória do intestino que é potencialmente fatal e causa diarreia severa, com muco ou sangue nas fezes, febre e dor abdominal. Vômito de "matéria negra" na certa se referia ao paciente expelindo o sangue que fora metabolizado pelos sucos gástricos. Tal matéria tinha a aparência de pó de café e costumava indicar hemorragia estomacal.

Tudo isso era muito confuso em uma época na qual os médicos não tinham nada com que trabalhar para além dos sintomas e das condições que levavam a eles. Então, no outono de 1831, surgiu em Sunderland, no nordeste da Inglaterra, uma doença jamais vista no país, embora sua chegada quase nunca fosse uma surpresa. Durante cinco anos, a cólera asiática — ou cólera indiana, cólera epidêmica ou *Cholera morbus*, como era variadamente conhecida — estivera percorrendo um caminho constante para fora da Índia, indo para noroeste através do império russo e cruzando a Europa, até chegar a Hamburgo, na costa báltica alemã. De Hamburgo, uma jornada de apenas 36 horas através do mar do Norte levava aos mais movimentados portos ingleses.

Em sua forma mais severa, a cólera é uma das mais velozes doenças fatais conhecidas pelo homem, e uma vítima pode morrer duas horas após o surgimento dos sintomas. O governo tentara se preparar para sua chegada, mas estava em desvantagem: ninguém entendia como a doença era transmitida e, em consequência, ninguém sabia como impedir sua disseminação. (Na realidade, ela é disseminada principalmente por meio da água contaminada, mas essa era uma ideia desconhecida na época.) E, embora houvesse incontáveis medicamentos bizarros, e às vezes fatais, em oferta — incluindo aplicar cataplasmas quentes besuntados de irritantes como mostarda sobre o estômago dos pacientes, jogar água fervente sobre seus pés, expô-los a vapores medicinais contendo mercúrio, amônia ou terebintina e, é claro, sangrias —, nada parecia funcionar. De Sunderland, a doença se espalhou pelo país. Em doze meses, 32 mil pessoas haviam morrido. Os sintomas — vômitos violentos, diarreia, cólicas agônicas, pele de coloração azul-escura ou negra e rápido declínio — imitavam os dos casos mais severos de cólera inglesa e de envenenamento por arsênico, embora os médicos do Exército na Índia, que a haviam visto de perto, afirmassem que a *Cholera morbus* era inconfundível.

O *Lancet* previu mais problemas para o sistema de justiça criminal. Em julgamentos de envenenamento, a defesa frequentemente declarava que a causa da morte não fora arsênico, mas "cólera comum". Tentando estabelecer um diagnóstico, a profissão médica tendera a usar o princípio básico de que pacientes com cólera inglesa, ao contrário de vítimas de envenenamento por arsênico, não tinham sangue nas fezes ou vômito e que a doença jamais era fatal em menos de 24 horas. A cólera asiática tornou essa distinção inútil.

As provas circunstanciais também já não serviam. Robert Christison dissera aos médicos para ficarem atentos se várias pessoas ficassem doentes ao mesmo tempo após uma refeição — especialmente se um membro da família estivesse em maus termos com o restante —, mas a cólera asiática desafiou essa noção. O *Lancet* reportou o caso de uma família de quatro pessoas que se sentara para jantar em boa saúde e, em poucas horas, três delas estavam vomitando e sofrendo de diarreia. As fezes do pai estavam tingidas de sangue e, sete horas depois, ele estava morto. A mãe parecia ter sido menos afetada que o marido, mas morrera quatro dias depois. A princípio, os sintomas da filha foram mais violentos, mas ela se recuperara no dia seguinte. O filho, contudo, descrito como o *mauvais sujet* da família, não sofrera nenhum efeito nocivo. "Surgiram fortes suspeitas, mas uma breve investigação levou a provas tão amplas de ação da epidemia que tais suspeitas foram todas descartadas", relatou o *Lancet*. O jornal não explicou quais eram as provas amplas, mas elas provavelmente salvaram o *mauvais sujet* da forca.

A visita noturna que John Butler fizera ao reverendo doutor Watson, juiz de paz, marcou o início da investigação criminal sobre a morte de George Bodle. Em 1833, a maneira usual de iniciar a investigação de mortes suspeitas era o magistrado ou o investigador do condado receberem informações da família ou do médico. Às vezes, a fofoca dos empregados era o canal, espalhando-se pela vizinhança até que a burocracia a notasse. Se um magistrado achasse que a questão era suficientemente preocupante, ele podia ordenar que um policial realizasse uma busca no local em questão, intimar testemunhas ou realizar prisões, mas era ele, e não a polícia, quem dirigia a investigação e interrogava as testemunhas e os suspeitos.

Samuel Watson conhecia bem George Bodle: ambos eram protagonistas no limitado palco local. Quando o magistrado ouviu o que John Butler tinha a dizer, ele achou que a questão era suficientemente preocupante e determinou que o investigador do condado fosse informado. Então, logo antes do amanhecer da manhã seguinte, quarta-feira, 6 de novembro, o magistrado recebeu mais informações inesperadas em relação ao mesmo assunto. À luz do que foi dito, ele convocou o investigador e forneceu instruções.

Enquanto isso, John Butler retornou ao casarão para continuar as próprias investigações. Nove anos se passariam antes que o departamento de detetives da Polícia Metropolitana, o precursor do CID (a atual divisão de investigação criminal inglesa), fosse instaurado. Em 1833, era responsabilidade do primeiro médico na cena recolher qualquer coisa que pudesse ser considerada útil e tomar nota de qualquer circunstância suspeita. Se o médico estava à altura da tarefa ou interessado em executá-la era outra questão. A maioria dos apotecários-cirurgiões não sabia nada sobre ciência forense e, mesmo que soubessem o que fazer, muitos teriam visto tarefas como raspar lascas de vômito seco do chão do quarto de um doente algo além de seus deveres.

Quando George morreu, as regras sobre o que era aceitável como prova em crimes contra o ser humano haviam começado a mudar, e em nenhum lugar isso era mais evidente que nos casos de envenenamento. De fato, a história da ciência forense na primeira metade do século XIX é amplamente a história da toxicologia. No século XVIII, a culpa ou inocência se apoiava em provas circunstanciais e no caráter e comportamento do acusado; o que era conhecido como prova moral. Qualquer prova médica costumava consistir no cirurgião da paróquia ou no médico que fora chamado fornecendo sua opinião sobre a causa da morte e sua interpretação dos sintomas. Às vezes, mas não sempre, a isso se acrescentava o resultado da autópsia. Dos 158 julgamentos de homicídio realizados em Old Bailey entre 1829 e 1838, menos da metade — 74 — contara tanto com depoimentos médicos quanto com autópsias.

Cada vez mais, contudo, conforme a ciência avançava no fim do século XVIII e início do XIX, as autoridades começaram a valorizar fatores como conteúdo estomacal, vômito, alimentos, bebidas e medicamentos. Para interpretar essas provas, elas se apoiavam tanto em médicos quanto em analistas químicos. Em relação aos médicos, com o aumento de seu conhecimento, eles adquiriam melhor entendimento de áreas especializadas como dissecção, anatomia patológica e química analítica — áreas-chave da medicina forense. Eles também começaram a compreender como poderiam usar essas novas habilidades para ajudar a solucionar crimes e, ao mesmo tempo, aprimorar o status de sua profissão.

A investigação do caso Bodle foi favorecida pelo fato de John Butler perceber que tinha um papel-chave a desempenhar na solução daquilo que estava cada vez mais convencido se tratar de homicídio. Ele estava lidando não somente com o quarto de um enfermo, mas também com uma cena de crime. O dr. Sutton, por sua vez, não demonstrou a menor inclinação para bancar o detetive.

Em 1825, quando John Butler obteve sua licenciatura na Sociedade dos Apotecários, a medicina forense, ou jurisprudência médica, como era usualmente conhecida, estava em sua infância na Inglaterra — ao contrário do continente, onde a matéria fora reconhecida há décadas. A Universidade de Edimburgo começou a oferecer aulas na área de ciência forense no fim do século XVIII e uma cadeira foi estabelecida em 1807, mas, quando Robert Christison se tornou professor, em 1822, a matéria ainda não era obrigatória.

Em 1828, a nova Universidade de Londres criou a primeira cadeira inglesa de jurisprudência médica e indicou outro escocês, John Gordon Smith, como seu primeiro encarregado. De começo, a escola médica não oferecia diplomas, meramente treinando estudantes para a licenciatura na Companhia de Apotecários e para a graduação no Colégio Real de Cirurgiões. Gordon Smith era cinco anos mais velho que Robert Christison e, assim como o toxicologista, qualificara-se como médico na Universidade de Edimburgo. Depois de servir como cirurgião do Exército durante a Guerra Peninsular e em Waterloo, ele se estabelecera em Londres, onde escrevera *The Principles of Forensic Me-*

dicine [Os princípios da medicina forense], um dos primeiros livros abrangentes sobre o assunto em língua inglesa. Dois anos mais tarde, estava ensinando ciência forense na escola médica particular de Webb Street e passou a dar palestras no Instituto Real, interpolando as famosas sessões de química de Michael Faraday.

Infelizmente, Gordon Smith teve um início infeliz como professor e nunca se recuperou completamente. Quando se queixou sobre não ter tempo suficiente para cobrir todo seu material, o *Morning Chronicle* comentou: "Não podemos partilhar seu pesar [...]. Tememos que brevidade não seja uma virtude do dr. Smith."

Mas o real problema de Gordon Smith estava no fato de sua matéria ser opcional, o que significava que quase ninguém se preocupava em comparecer às aulas, atingindo seu bolso, assim como seu ego, uma vez que a maior parte de seu salário vinha das taxas pagas pelos estudantes. Assim, um ano depois de adquirir estabilidade no cargo, ele enviou uma petição ao secretário do Interior, Sir Robert Peel, solicitando que a jurisprudência médica se tornasse matéria compulsória. Qualquer médico poderia ser chamado a auxiliar na investigação de um crime, argumentou ele, mas, embora os médicos fossem confiáveis no atendimento aos enfermos, suas contribuições para as investigações públicas eram "fonte de grande insatisfação para todas as autoridades legais do reino". De fato, afirmou ele, o notório caso Burke e Hare, julgado em Edimburgo apenas alguns meses antes — no qual trinta pessoas haviam sido assassinadas e seus corpos vendidos para escolas de medicina —, não teria ocorrido se os clientes, os professores de anatomia, tivessem treinamento em ciência forense e fossem capazes de identificar o corpo de uma vítima de homicídio.

Robert Christison poderia ter argumentado com Gordon Smith, dizendo que a linha de demarcação entre morte natural e criminosa nem sempre era fácil de determinar. Ele examinara os corpos de algumas das vítimas de Burke e Hare e tivera dificuldade para estabelecer como Margaret Campbell, por exemplo, morrera e se sua morte fora acidental ou fruto de homicídio. Ela fora encontrada com a cabeça forçada contra o peito, uma marca ao redor do pescoço, uma lesão na coluna vertebral, várias contusões, o rosto e os lábios "lívidos" e os olhos muito injetados. Estrangulamento era uma possibilidade, pensou Christison, mas ele estava incomodado com a lesão na coluna vertebral. Ela acontecera antes ou depois da morte? Se antes, poderia ter ocorrido nas últimas 24 horas de vida da vítima, pois ela fora vista viva e dançando antes disso. Finalmente, ele chegou a uma espécie de conclusão: "Minha opinião é que a morte violenta é muito provável."

Em setembro de 1830, Gordon Smith venceu sua batalha e a Sociedade dos Apotecários anunciou que, no futuro, todos os que estudavam para obter licenciatura teriam de frequentar um curso de três meses de jurisprudência médica. A Companhia de Cirurgiões e o Colégio de Médicos seguiram a dica. Infelizmente para

Gordon Smith, contudo, assim que a medicina forense começou a ganhar o reconhecimento pelo qual ele ansiava, ele mesmo caiu em desgraça. Ironicamente para um pioneiro, ele passou a ser visto como ultrapassado e suas aulas como anedóticas e desprovidas da abordagem disciplinada e científica que os tribunais começavam a exigir. O momento decisivo chegou quando Smith viu alguns de seus livros, que ele doara pessoalmente à universidade, no cesto de lixo da biblioteca. Ele se demitiu no mesmo ano em que sua matéria se tornou mandatória e a faculdade aceitou a demissão com o que pareceu ser alívio.

Acossado pelo ressentimento e pelo alcoolismo, Gordon Smith morreu na prisão de devedores de Fleet em 1831, aos 41 anos. Durante o inquérito, o legista da City de Londres afirmou que a morte fora resultado da "visita de Deus", um veredito comum na época. Em dias anteriores e mais literais, isso significava que o indivíduo de alguma maneira incorrera na cólera divina, mas, no século XIX, era simplesmente uma maneira impressionante de dizer que ninguém — ao menos na terra — tinha a menor ideia sobre a causa da morte.

A jurisprudência médica ainda era opcional quando John Butler se formou, mas, mesmo assim, ele parecia seguir fielmente as instruções de especialistas como Gordon Smith e Christison.

Em suas diretrizes para os médicos-detetives, Christison aconselhara procurar qualquer comportamento suspeito antes do fato: alguém experimentando venenos, discutindo-os extensivamente "ou de qualquer outra maneira demonstrando um conhecimento de suas propriedades que seja incomum a sua esfera de vida". Se um suspeito alegasse que administrara o veneno por engano, que não sabia do que se tratava ou que achava que ele seria benéfico para a vítima, o médico deveria se perguntar se isso era plausível. Enquanto a vítima estava doente, alguém tentara impedir que o médico fosse chamado? Alguém estava ansioso para não deixar a vítima sozinha com outras pessoas? Alguém tentara se livrar de comida, bebida ou vômito? Após a morte, os preparativos para o funeral foram apressados ou alguém tentara impedir que o corpo fosse inspecionado? E, é claro, havia o motivo: o suspeito discutira com o falecido? Esperava alguma herança? A falecida estava grávida do suspeito e, se sim, ele tinha conhecimento do fato?

Assim, quando Butler chegou à fazenda naquela noite de sábado, ele questionou a família. Conforme os Bodle contavam sua história e suas suspeitas cresciam, ele começou a escrever suas declarações de maneira literal e então voltou sua atenção para as provas científicas. Naquele momento, o fazendeiro ainda estava vomitando e Judith Lear fora instruída a guardar uma amostra. Em casos em que o paciente parara de vomitar antes de o médico chegar — talvez porque já estivesse morto —, Swaine Taylor recomendava que o quarto fosse inspecionado em busca de manchas. Qualquer vômito nas roupas, lençóis ou tapetes deveria ser recortado; qualquer material lançado sobre pisos de madeira ou pedra deveria ser raspado ou recolhido com um trapo umedecido com água destilada.

E o médico deveria prestar atenção em quaisquer garrafas ou pacotes suspeitos. Segundo Gordon Smith, se o paciente ainda estivesse vivo, uma pequena quantidade de vômito deveria ser testada com rapidez por qualquer meio disponível, a fim de identificar o veneno e permitir o início do tratamento correto. Contudo, a maior parte da amostra deveria ser firmemente selada em um recipiente limpo e separada para análise mais cuidadosa, "a fim de responder ao tribunal de justiça". E, se um antídoto reconhecido funcionasse, isso era não apenas considerado um sucesso clínico, mas também confirmação posterior, caso fosse necessária no tribunal, de que o médico identificara corretamente o veneno — "uma prova corroborativa do artigo deletério em particular". Mas, para George Bodle, não havia antídoto conhecido para o veneno de que John Butler suspeitava.

Finalmente, declarou Smith, o médico deveria se perguntar "se algum engano ou interferência deletéria poderia ter ocorrido no departamento de culinária". Assim, quando Butler soube do ritual do bule de café, e tendo a interferência deletéria em mente, ele enviou Judith Lear depressa até a casa de sua filha Mary Bing, a fim de verificar se ainda havia algum traço remanescente de café. Ele estava com sorte. Mais cedo naquele dia, enquanto a residência Bodle desabava, a sra. Lear enviara uma mensagem urgente aos Bing, dizendo-lhes para não tocar no pote que ela deixara sobre a mesa da cozinha. Quando as notícias chegaram, a filha mais velha de Mary, Eliza, de 12 anos, já acrescentara mais água à borra, fervera o que, àquela altura, dificilmente seria uma mistura apetitosa e servira uma xícara para si mesma. Felizmente, no último minuto, ela decidira que a mistura parecia grossa e estranha e a devolvera, intocada, ao pote. Sua avó o encontrou naquela noite na cornija, levou-o de volta até o casarão e o entregou ao cirurgião.

Butler então perguntou sobre o vasilhame utilizado para ferver a água para o café de George e Ann e o jovem Henry Perks recebeu ordem de recolher as raspas do quintal, onde as jogara depois que George ordenara que a chaleira fosse esfregada. O item seguinte de sua lista era o pó de café, mantido trancado no armário da saleta. Naquele momento, o pote estava quase cheio, pois Sophia usara o último café e ele fora reabastecido. "Assim, inverti o recipiente e permiti que o café escoasse aos poucos, descobrindo, no fundo, uma crosta de café velho de cerca de 3 milímetros. Essa crosta era evidentemente de café velho e de uma cor diferente", explicou Butler. "Não posso dizer por quanto tempo ficara lá. Havia cerca de uma colher de chá."

Ele removeu o que pôde da crosta de café e levou consigo, junto do pote de café recolhido do chalé dos Bing, as raspas da chaleira e a amostra de vômito de George coletada pela sra. Lear. "A substância suspeita, uma vez em suas mãos, jamais deve ser deixada fora de vista ou custódia", advertira Alfred Swaine Taylor quando um juiz em Norfolk se recusara a ouvir um depoimento sobre a presença de arsênico no vômito da vítima. O cirurgião entregara a amostra aos cuidados de "duas mulheres ignorantes" que a haviam deixado desacompanhada enquanto outras pessoas iam e vinham.

Depois de todas as batalhas do desafortunado John Gordon Smith, uma vez que a jurisprudência médica foi reconhecida, ela se tornou cada vez mais importante. Em 1833, dois anos após a morte de Smith, o professor de anatomia comparada da Universidade de Londres, Robert Grant, outro aluno da Universidade de Edimburgo, fez o discurso de abertura do ano acadêmico da faculdade de medicina. Ele descreveu a jurisprudência médica como a matéria mais importante do currículo, o departamento mais confiável da profissão e o que exigia as mais extensas e variadas realizações.

"Quantas vítimas desceram despercebidas até o túmulo e deixaram que um assassino permanecesse insuspeito pelo resto da vida?" perguntou Grant. "Mas agora a carcaça, mesmo em pedaços, pode se manifestar em estarrecedor julgamento contra o assassino e apresentar o veneno, grama por grama." A retórica era maravilhosa; a realidade, nem tanto.

8
Essas pessoas baixas e incompetentes

Com a morte de George, as histórias que já circulavam no vilarejo de Plumstead, especialmente no Plume of Feathers, no Prince of Orange e no Green Man, atingiram novas e deliciosas alturas. Naquela pequena comunidade, as notícias viajavam rapidamente.

Os campos, pomares, hortas e esparsas pequenas propriedades da velha paróquia de Plumstead e East Wickham se estendem ao longo do fértil pântano que margeia o rio Tâmisa ao norte, ao passo que, ao sul, o terreno se eleva abruptamente até Plumstead Common, Shooters Hill e Dover Road. Com 122 metros de altura, Shooters Hill é um dos pontos mais elevados nas cercanias de Londres, com um passado perigoso, como sugere o nome (a "colina dos atiradores"): suas íngremes e escuras florestas forneciam esconderijo e um ponto vantajoso de observação para os bandidos.

Little Plumstead, contudo, permaneceu intocado por essa reputação perigosa. Embora a apenas 16 quilômetros da Ponte de Londres, na época da morte de George Bodle o vilarejo permanecia isolado e praticamente inalterado pela rápida industrialização que transformava a paisagem inglesa. Isso mudaria rapidamente com a chegada das ferrovias e a explosão da construção civil. Mesmo nos anos 1830, quando George morreu, os sinais já estavam presentes: a população mais que dobrara desde a virada do século, de 1,2 mil habitantes em 1801 para 2,8 mil em 1831, e a superpopulação crescia cada vez mais. Mesmo assim, temporariamente, a vida em Plumstead continuou a seguir o padrão das estações, as exigências da terra e do gado e o calendário da Igreja da Inglaterra, como o fizera durante séculos.

O vilarejo em si consistia principalmente em fileiras de chalés, algumas poucas casas maiores pertencentes aos pares de George Bodle e quatro pubs enfileirados na rua principal, com algumas propriedades espalhadas entre eles. Os chalés menores, consistindo em apenas dois cômodos e angariando aluguéis de cerca de 3 libras por ano, vinham com um trecho de terra de alguns poucos metros quadrados onde os ocupantes plantavam hortaliças. Famílias como os Bing, os Febring e os Ablett ganhavam a vida com dificuldade e apenas o auxílio paroquial os separava da miséria. Os homens e os filhos mais velhos eram contratados por semana ou por dia e dispensados quando o clima estava ruim. O inverno era algo a temer. A colheita era quando se ganhava a maior parte do dinheiro e famílias inteiras frequentemente trabalhavam lado a lado, com as mulheres levando seus bebês para os campos, enrolados em cobertores ou capas. Elas também faziam parte do trabalho mais leve, arrancando nabos, amarrando brotos de lúpulo a estacas e colhendo frutas. Em 1833, contudo, a economia agrícola mudara consideravelmente para pior, com os camponeses lutando com cada vez mais dificuldade para ganhar o dinheiro do aluguel e da comida. E, embora algumas famílias conseguissem retirar da terra a comida e o combustível, elas ainda precisavam de dinheiro para roupas, medicamentos e outros artigos essenciais.

Os melhores chalés e quintais eram ocupados por pessoas de classe média, como o professor da escola local, o carpinteiro e o alfaiate, que se valiam de várias fontes de renda. Henry Milstead fornecia verduras para o asilo dos pobres, ao mesmo tempo recebendo um salário como assistente da sacristia e para estabelecer a taxa anual de pobreza. O amigo de George Bodle, um dos supervisores voluntários da paróquia chamado Henry Mason, atuava tanto como agente funerário quanto como carpinteiro, sem dúvida em razão de sua habilidade em construir caixões, enquanto William Blacknell vendia farinha e dirigia o correio local. David Rice combinava a gerência do Plume of Feathers com os frutos de meio hectare de terra arável.

Subindo na escala, vinha a família Budgen, na fazenda Manor House, perto da igreja, cujo patriarca John, outro supervisor da paróquia e sócio em um banco em Woolwich, morrera em 1828. Ao contrário de George

Bodle, Budgen pertencia à aristocracia. Depois havia o magistrado, reverendo doutor Samuel Watson. Assim como George Bodle, os prósperos irmãos Cleeve não mereciam lugar na lista da aristocracia local do *Pigot's Directory*, embora possuíssem propriedades e terras várias vezes mais valiosas que as do dr. Watson. Nenhum deles, contudo, valia tanto quanto George Bodle.

Bem cedo na manhã de quarta-feira, 6 de novembro, Henry Mason recebeu o pedido por seus serviços que estivera esperando. O velho George Bodle estava morto. Mason foi até o casarão e, na rua, encontrou Middle John e Samuel Baxter profundamente envolvidos em uma conversa. Baxter disse a Mason que ouvira algo muito sério: Middle John seria a próxima vítima. Quando Mason perguntou a Baxter do que diabos ele estava falando, Middle John respondeu que Mary Higgins ouvira Young John dizendo que "eles" queriam mais um fora do caminho, e era seu pai. Mason achou que os eventos dos últimos dias haviam afetado a imaginação da jovem Mary, mas Baxter assegurou que, o que quer que Young John tivesse dito, ele nem por um minuto achava que o garoto fosse capaz de tal coisa.

Os três foram até o casarão. O que quer que tivesse ocorrido na fazenda Bodle, algo estava claramente errado e Baxter decidiu que eles tinham o dever de relatar os rumores. Young John deixara Plumstead na noite de sábado, horas depois de a família ficar doente, e estava hospedado com a irmã, Mary Andrews, e seu marido Thomas, em sua cafeteria em Clerkenwell.

O PÓ DO HERDEIRO

A esposa de Middle John, Catherine, escrevera para os filhos assim que George morrera, chamando-os de volta a Plumstead, mas Baxter achou que, dadas as circunstâncias, era melhor não avisar o jovem e disse a Middle John para interceptar a carta antes que ela chegasse ao correio.

Eles então foram até Woolwich para se encontrar com John Butler e descobrir o que ele pensava sobre a morte de George Bodle. O cirurgião disse que já relatara suas preocupações ao magistrado. O que ele não disse é que estivera coletando amostras forenses desde o dia em que fora chamado à fazenda pela primeira vez e que essas amostras haviam sido enviadas para a análise de Michael Faraday, professor de química na Real Academia Militar.

Quando Middle John e seus amigos deixaram a casa do cirurgião, eles foram até a residência do reverendo doutor Watson, onde Middle John novamente contou a história de como Young John estivera se gabando de ter assassinado o avô e agora planejava matá-lo. Watson imediatamente mandou buscar Mary Higgins, que, de acordo com Middle John, ouvira tudo. Mesmo antes de Middle John e seus amigos chegarem, outra peça inquietante de informação chegara aos ouvidos do magistrado e John Watts, amigo de Young John e mestre-escola da escola pública de Kipling, já estava sendo interrogado.

Watts disse ao magistrado que, duas semanas antes, mais ou menos às 19 horas, ele fora com Young John até a loja de produtos químicos de Joseph Evans em Powis Street, Woolwich, onde seu amigo comprara dois pacotes de arsênico. Não se sabe quem relatou esse incidente a Watson, mas, naquele momento, o magistrado já ouvira o bastante. Ele escreveu uma nota para James Morris — "um policial muito ativo", de acordo com a *Maidstone Gazette* — enviando-o a Clerkenwell para prender Young John Bodle.

Os eventos em Plumstead começaram a se desenrolar rapidamente. Uma aterrorizada Mary Higgins foi levada até Watson para interrogatório, enquanto o policial Morris subia a bordo da carruagem para Charing Cross, com uma ordem de prisão no bolso da túnica. Ao mesmo tempo, como exigia a lei, um corpo de dezessete "bons e decentes" habitantes locais se reuniu para formar o júri no amplo salão do primeiro andar do Plume of Feathers.

John Ward, próspero fazendeiro que certa vez empregara Middle John até que o acordo terminasse mal; Samuel Harwood, parente de Jeremiah, um amigo de Young John; Peter McDonald, administrador da paróquia e quatorze outros locais ouviram, do oficial que os convocara, que haviam sido chamados para "comparecer aqui neste dia a fim de investigar, em nome de nosso soberano, o Rei, como e por que meios George Bodle veio a falecer".

Aos 24 anos, Charles Carttar era apenas um ano mais velho que Young John Bodle, mas já se estabelecera como investigador de West Kent, uma posição que ocuparia por quase quinze anos, sua carreira tendo um início muito mais promissor que a do homem prestes a ser preso em uma cafeteria de Clerkenwell. Carttar assumira o cargo após a morte de seu pai, Joseph, apenas dezoito meses antes.

No século XIX, a maioria dos trezentos investigadores na Inglaterra e Wales era composta por advogados que mantinham o cargo durante toda a vida, desde que, ao menos em teoria, não fizessem nada para cair em desgraça. Além de ser informado sobre as mortes suspeitas — frequentemente por um magistrado —, o investigador tinha de convocar entre vinte e 24 homens para prestar juramento como jurados. Em primeiro lugar, o júri veria o corpo e em seguida ouviria as testemunhas, antes de enviar o suspeito para julgamento em um tribunal da Coroa ou rejeitar as alegações como insubstanciais. O inquérito frequentemente era realizado paralelo à investigação do magistrado.

Em 1751, os honorários dos investigadores haviam sido estabelecidos, por lei, em 1 libra por todos os inquéritos considerados "devidamente realizados", mais despesas de viagens no valor de 9 centavos por milha, mas isso levara a argumentos sobre o que se entendia por "devidamente realizado". Os juízes de paz, que seguravam os cordões da bolsa, tendiam a entender que o investigador deveria se envolver somente quando houvesse provas claras de violência, mas os investigadores argumentavam que seu trabalho era inquirir sobre todas as mortes inesperadas ou inexplicadas.

Na época em que Carttar seguiu os passos de seu pai, o sistema possuía falhas terríveis. Em primeiro lugar, os investigadores estavam basicamente sem supervisão, a despeito de consideráveis enganos e, em vários casos, óbvia senilidade.

Quando Charles Lynn foi julgado pelo assassinato de Abraham Hogg em Aylesbury, em 1825, a situação administrativa era tal que o juiz Gaselee ouviu, a respeito do investigador, que o júri o declarara "de idade avançada ou [...] sofrendo de alguma enfermidade mental". Como o cavalheiro em questão não estava presente no tribunal, Gaselee disse que se o próprio investigador não se declarasse incompetente para lidar com a situação, ele esperava que "algum outro cavalheiro presente" recomendasse que se afastasse "dos deveres do cargo".

O futuro presidente do Colégio Real de Médicos, John Ayrton Paris, preocupava-se com o fato de ser cada vez mais difícil encontrar candidatos com a sofisticação e o refinamento necessários: "Como o cargo acarreta muitos deveres desagradáveis, nesses tempos mais amenos os cavalheiros recuaram de seu cumprimento e, como consequência, o cargo caiu em infâmia e, muito frequentemente, em mãos vulgares e indigentes", queixou-se ele.

Através dos anos, os inquéritos haviam se tornado uma espécie de esporte popular, frequentemente com o corpo em exibição pública enquanto tanto as testemunhas quanto os jurados se fortaleciam com drinques para a tarefa à frente — isso não era surpresa, dado o hábito dos investigadores de usar um salão dos pubs como tribunal. "O investigador frequenta mais bares que qualquer homem vivo", disse Charles Dickens. "O cheiro de serragem, cerveja, fumaça de cigarro e destilados é inseparável, em sua vocação, da morte em suas formas mais medonhas." A prática de se reunir em pubs derivava da ideia de que um inquérito deveria ser realizado em local conhecido e acessível, mas manter a dignidade da lei em tais ambientes frequentemente se provava difícil.

Em sua revista *Household Words*, Dickens publicou um ataque mais sério:

> Se surgisse um parágrafo nos jornais afirmando que o representante de Sua Majestade, o juiz presidente do Supremo Tribunal Real, realizara uma audiência solene na saleta do Elephant and Tooth-pick, o leitor, com razão, concluiria que a Coroa e a dignidade de nossa Dama Soberana haviam sofrido certa derrogação. Contudo, degradação semelhante tem lugar diariamente, sem causar qualquer surpresa especial. Os subordinados do juiz presidente do Supremo Tribunal Real habitualmente presidem audiências em casas de entretenimento público.

Essa distinção entre a maneira como diferentes casos eram julgados era característica da Inglaterra como "nação inteiramente comercial". Em um caso de dívida no qual a "deusa da justiça" era chamada a decidir se Jones devia a Smith 5 libras, ela era cercada pelas "mais imponentes insígnias", mas quando estava determinando por que "um espírito humano fora enviado a prestar contas", ela era "enfiada no Hole in the Wall, no Bag o' Nails ou na saleta do Two Spies".

O artigo descrevia um inquérito em Drury Lane, Londres, no qual o corpo estava à vista na cena do crime, uma confeitaria, algumas portas acima da taberna onde o inquérito era realizado. Na confeitaria, os negócios continuavam como sempre:

> Havia a mesma tentadora exposição de tortas, as mesmas pilhas de biscoitos, o mesmo suprimento de pães e as mesmas variedades de farinha observadas em confeitarias ordinárias em ocasiões ordinárias. E, contudo, a dona dessa confeitaria em particular jazia morta a apenas alguns passos e o dono estava no cárcere, sob suspeita de tê-la assassinado.

Enquanto a *Household Words* reclamava contra a falta de dignidade, Thomas Wakley, médico em campanha, membro do Parlamento e editor do *The Lancet*, apontava suas armas para os próprios investigadores, amplamente porque se pronunciavam em questões médicas sem possuir qualquer conhecimento ou se verem obrigados a prestar atenção a quem o possuía.

Em 1823, John Ayrton Paris recomendou que um assessor médico estivesse disponível para auxiliar o investigador. Wakley, que nunca adotava meias medidas, foi ainda mais longe: "Se o pessoal médico está mais bem qualificado que os investigadores, por que não nomear um deles no lugar dessas pessoas baixas e incompetentes?"

E a descuidada e irrestrita maneira com que os júris frequentemente pronunciavam a causa da morte provocou ainda mais críticas. Segundo John Gordon Smith,

> se nenhuma pessoa incômoda estiver presente para perturbar o progresso regular dos procedimentos e nenhum jurado desafortunado tiver inteligência suficiente para confundir o caso ao fazer perguntas inconvenientes, o investigador diz ao júri o que fazer, o júri faz o que lhe é pedido e todo mundo fica livre a tempo de almoçar ou jantar.

Nem todos os júris eram tão dóceis, entretanto. Ocasionalmente, um dos "jurados com inteligência suficiente" de Smith assumia uma posição. Em um inquérito em Bath nos anos 1840, o júri insistiu em obter uma análise especializada do corpo da vítima, além da comida e dos medicamentos que ingerira. Eles também tentaram escolher o cirurgião que realizaria a autópsia, o que na época era seu direito legal. Conseguiram se impor na primeira questão e William Herapath, um toxicologista de destaque de Bristol, foi devidamente encarregado de realizar os testes, mas não tiveram o mesmo sucesso em sua segunda exigência. Assim, quando se tornou claro que o intestino grosso do falecido não estava disponível para o exame do sr. Herapath provavelmente porque ratos haviam tido acesso ao corpo, um dos jurados observou: "Em algum momento, houve grande negligência [...]. Se pudéssemos escolher nosso próprio especialista médico, isso não teria acontecido."

Em 1829, John Gordon Smith tentou concorrer ao cargo de investigador de Southwark e da City de Londres, mas foi recusado por não possuir o tradicional histórico Oxbridge. No ano seguinte, o cargo em East Middlesex ficou vago, mas Thomas Wakley apresentou sua candidatura.

Na época, Wakley estava envolvido no inquérito sobre a morte de uma jovem irlandesa, Catherine Cashin, alegadamente pelas mãos de um elegante charlatão de Harley Street, St. John Long. A família de Catherine pediu que Wakley a representasse durante o inquérito porque, com tantos pacientes abastados e influentes se apresentando para elogiar as habilidades de Long, temia-se que o caso fosse encoberto.

A sra. Cashin e suas filhas Catherine e Ellen alugavam a casa de um casal chamado Roberts (ou Roddis, segundo alguns relatos), em Mornington Place, perto da atual estação Euston. Catherine acompanhara Ellen a uma consulta com o sr. Long e, enquanto estava lá, o profissional, que não tinha qualificações médicas, afirmara que, só de observá-la, podia dizer que também precisava de tratamento. Ele então aplicara um cataplasma nas costas de Catherine. O ferimento resultante, entre suas omoplatas, inflamou cada vez mais nos dias seguintes, enquanto ela sofria dores e náuseas. Depois de a jovem passar por uma noite particularmente horrenda, a sra. Roberts a deixou aos cuidados de uma enfermeira e desceu para o café da manhã. "Uma sineta tocou violentamente. Eu imediatamente corri até o andar de cima e vi a falecida nos estertores da morte", disse a senhoria, causando nova sensação ao declarar ao investigador que Ellen, submetida ao mesmo tratamento, morrera naquela mesma manhã, apenas algumas horas antes da abertura do inquérito.

O cirurgião que examinou o corpo de Catherine encontrou um amplo ferimento em suas costas, que parecia ter sido produzido por calor escaldante, "como se, por exemplo, uma peça de ferro em brasa, quase do tamanho da copa de um chapéu, tivesse sido aplicada durante um quarto de hora". Segundo ele, nenhuma substância era mais provável que uma forte preparação de arsênico.

Em uma ilustração perfeita do argumento de Dickens, a abertura do inquérito Cashin fora interrompida por um jurado bêbado, "sua conduta tão exaltada que perturbou excessivamente a testemunha e interrompeu durante algum tempo a solene investigação", de acordo com um repórter. O investigador pareceu disposto a continuar, contudo, e coube ao cunhado de Catherine exigir que o homem fosse removido, uma vez que ele claramente não estava em condições de cumprir seus deveres. Com a intervenção, o bêbado se tornou ainda mais agitado e os oficiais levaram quase quinze minutos para dominá-lo e arrastá-lo para fora.

Sr. John Long foi enviado a julgamento e apareceu no tribunal vestindo um sobretudo e parecendo "muito agitado". A despeito das fileiras de ricos e poderosos que se reuniram no banco de testemunhas para prestar tributo a suas habilidades, ele foi considerado culpado de homicídio culposo. O juiz estabeleceu uma multa de 250 libras, que Long pagou em dinheiro, vendo-se livre para voltar para casa e continuar matando a seu bel-prazer. E foi o que fez. Apenas alguns meses depois, ele compareceu novamente para julgamento em Old Bailey, acusado do homicídio de certa sra. Lloyd, morta em circunstâncias quase idênticas às de Catherine Cashin. Incrivelmente, ele foi considerado inocente.

A publicidade que cercara o caso Cashin e o ultraje com a sentença não prejudicaram a candidatura de Wakley ao cargo de investigador — segundo se afirmou, ele relutara em se envolver no caso, temendo ser acusado de usar a tragédia em vantagem própria. Inicialmente um intruso na competição, ele foi derrotado por apenas 136 votos em um total de 7.204. Mas, em 1839, chegou sua vez: ele foi eleito investigador de West Middlesex, onde, fiel a suas palavras, provou-se uma escolha controversa, reformista e consciente.

Um dos ataques mais fulminantes de Wakley fora contra o pai de Charles Carttar. Em 1829, Joseph Carttar presidira o inquérito sobre a morte de um menino de

3 anos chamado William Adams. William recebera tratamento de um dos apotecários do Dispensário de Kent, pelo que fora vagamente descrito como problemas no pulmão. A criança fora tratada com 120 miligramas de cloreto de mercúrio e 120 miligramas de antimônio a cada quatro horas, resultando na ingestão de quase 2 gramas de cada durante o curso de três dias.

O cloreto de mercúrio é um composto letal que pode destruir as gengivas e os intestinos antes de finalmente matar a vítima por envenenamento. O antimônio é um semimetal potencialmente calamitoso. Embora ambos os tratamentos fizessem mais mal que bem, médicos experientes evitavam matar seus pacientes prescrevendo doses muito menores que as ingeridas pelo pequeno William. Em seu caso, "houve violenta salivação, suas gengivas se tornaram ulcerosas e descamadas, a boca e as bochechas foram mortificadas [ou seja, a carne se tornou gangrenosa]".

O apotecário que ordenara esse regime tóxico não vira William novamente durante quatro dias e, quando o fizera, declarara que não havia mais nada a fazer. Pode-se dizer que já fizera o bastante. A mãe então se voltara para o cirurgião da paróquia, que dera uma olhada no garoto e fizera uma chamada urgente para colegas mais experientes. Enquanto eles estavam a caminho, contudo, o jovem William morrera.

No inquérito que se seguiu, Carttar não conseguiu uma resposta do cirurgião sobre a provável causa da morte e não chamou a mãe. O júri decretou o veredito comum de "morte por visita de Deus", mas acrescentou que houvera negligência culposa por parte tanto do apotecário quanto da mãe, que, forçada a ganhar a subsistência trabalhando nos campos, deixara a criança sozinha ou sob o cuidado dos vizinhos. Carttar refutou os comentários dos jurados e os censurou por excederem seus deveres, acrescentando que as ações do apotecário não lhes diziam respeito. Não se podia esperar que homens que trabalhavam de graça, impelidos pela bondade de seus corações, dessem atenção a pacientes não pagantes, disse ele. Consequentemente, ele mudou o veredito para "morte por visita de Deus e não em consequência de negligência de pessoa ou pessoas".

O Dispensário de Kent pediu que seu comitê médico, cujos membros incluíam John Butler e o dr. Sutton, investigasse a questão. Em vista da cobertura nos "jornais diários", os oficiais sentiram que "tais relatos, se silenciosamente ignorados pelos diretores, podem acabar se provando altamente prejudiciais para os interesses beneficentes". O comitê concluiu:

> Parece que ele [William Adams] foi visto ao menos sete vezes em oito dias, que o sr. Brown [o apotecário] prescreveu os medicamentos apropriados para a queixa apresentada pela criança, observou os efeitos de seus medicamentos e continuou as visitas enquanto manteve a menor esperança de recuperação.

O PÓ DO HERDEIRO

Mesmo assim, Brown pediu demissão, dizendo que aceitara o cargo de assistente médico em Lewisham "com a expressa condição de que sua atenção pessoal aos pacientes não fosse sempre esperada".

Wakley ficou indignado. Primeiro, ele atacou os hospitais, enfermarias e dispensários beneficentes, chamando-os de abatedouros humanos, em geral frequentados por charlatões, onde "cenas de sangue" eram "frequentemente exibidas". E então voltou suas armas contra Carttar, que, como se veria, tinha certo conflito de interesses, uma vez que, durante trinta anos, ocupara o cargo remunerado de secretário daquele mesmo dispensário.

O investigador não conseguia ver quem "não esperaria que um assistente médico concedesse muito de seu tempo aos pacientes paupérrimos", observou Wakley, mas,

> se essas palavras foram proferidas pelo sr. Carttar, não há dúvida de que ele é muito adequado para ocupar o cargo de secretário do Dispensário de Kent e de quase todos os hospitais, enfermarias e dispensários no reino, mas certamente muito inadequado para ocupar a posição de investigador e tal tolo não deve permanecer nela por nem mesmo uma hora mais.

O sistema era tal, contudo, que o tolo em questão não apenas permaneceu no cargo pelos seus três anos remanescentes de vida, como também foi sucedido pelo filho. Em 3 de maio de 1832, Charles foi eleito unanimemente para o cargo no dispensário, com um salário de 39 libras, 19 xelins e 1 centavo por ano. Dois dias depois, foi confirmado como novo investigador de Kent e se preparou para presidir o inquérito sobre a morte de George Bodle.

9
UM POLICIAL MUITO ATIVO

O policial Morris chegou à cafeteria Andrews em St. John Street, Clerkenwell, na manhã de quarta-feira, 6 de novembro de 1833, com um mandato do magistrado em um bolso e um par de algemas no outro. Ele não esperava problemas: todo mundo sabia que John Bodle era um sujeito amistoso e sereno. Mesmo assim, era difícil prever o que um homem movido pelo pânico poderia ser levado a fazer. Desse modo, quando Morris viu sua presa se movendo nervosamente na saleta de trás e a seguiu para realizar a prisão, ele ficou aliviado ao descobrir que, longe de estar disposto a lutar, Young John desmaiara.

Sir Robert Peel criara a Polícia Metropolitana em 1829 e, nos anos 1830, áreas fora de Londres haviam começado a seguir a iniciativa. O Ato da Polícia Metropolitana de 1829 definia seu distrito como a área em um raio de 11 quilômetros em torno de Charing Cross. Essa área foi ampliada dez anos depois, para incluir Middlesex e as paróquias de Surrey, Hertfordshire,

Essex e Kent, em um raio de 24 quilômetros. (A City de Londres era e ainda é uma exceção.) Woolwich foi incluído nesse segundo estágio e a nova força era esperada com ansiedade por seus habitantes. Em 1838, eles haviam organizado uma reunião pública para discutir uma petição ao governo solicitando mais policiamento. "Quando se considera que existem 20 mil habitantes, entre seis e oito vigias noturnos e apenas um policial por dia, alguma proteção adicional se faz necessária", disse o *West Kent Guardian*.

Na época do assassinato de George Bodle, contudo, Woolwich — e, consequentemente, o policial Morris — ainda operava no antigo sistema de policiamento, que consistia em uma coleção bastante decrépita de policiais e vigias paroquiais com frequência bêbados e desordeiros e às vezes senis.

Em 1823, o pai de Charles Carttar, Joseph, decidira que um de seus vigias era inadequado para o cargo e o demitira. O comportamento de Thomas Hawley não era o que a paróquia esperava — embora não fosse exatamente algo inédito. Joseph Carttar estava realizando um inquérito no Green Man, em Blackheath, sobre a morte de James Smith. Smith fora baleado no peito diante de sua esposa Jemima quando interrompera um ladrão nas primeiras horas da manhã. Hawley estava bêbado quando prestou depoimento e, quando Carttar perguntou por que ele esperara 10 minutos antes de começar a investigar o tiro que admitira ter ouvido, Hawley respondeu que, em primeiro lugar, não tinha permissão para se desviar da rota e, em segundo, se tivesse respondido de imediato, poderia ter sido baleado. Carttar disse que, se Hawley tivesse corrido os 118 metros até o chalé de Smith assim que ouvira o tiro, ele provavelmente teria capturado o assassino. Então se soube que, enquanto Hawley e seus colegas vigias se escondiam, esperando até que fosse seguro, o criado de 14 anos dos Smith, Robert Papworth, desafiara o assassino e o perseguira antes de sair sozinho, no escuro, em busca de um cirurgião.

A despeito de ser descrito pela imprensa como um "policial muito ativo", James Morris também apresentava a debilidade que parecia endêmica em sua linha de trabalho. Enquanto Young John era reanimado em um quarto no andar de cima, Morris aproveitou a oportunidade para beber um ou dois copos do rum da sra. Andrews. Isso marcou o início do que se tornaria uma ridícula odisseia de 36 horas movida a álcool. Ao deixar St. John Street, o policial tomou um cabriolé — uma carruagem leve de duas rodas — e a dupla sacudiu em seu caminho até a hospedaria Cross Keys, em Gracechurch Street, perto do Banco da Inglaterra, onde cada um deles tomou uma caneca de cerveja misturada a conhaque e água. Em Cross Keys, Morris revistou Young John e apreendeu em seus bolsos algumas moedas e uma chave. A chave, disse o jovem, era de um baú em seu quarto e lá o policial encontraria alguns pacotes de arsênico branco. Eles então pegaram uma carruagem para Woolwich e se dirigiram ao Plume of Feathers, onde Morris finalmente apresentou seu prisioneiro ao investigador Carttar.

Enquanto policial e prisioneiro estavam a caminho, Carttar, o júri, dois policiais e um bando de repórteres haviam caminhado os poucos metros pela rua principal até a fazenda Bodle, para inspecionar o corpo do velho. Inspecionar o cadáver era o primeiro dever do júri. O que restara de George Bodle fora disposto na cama, aguardando escrutínio. Seu abdome extremamente inchado, "resultante de inflamação interna", como explicou o repórter do *Times* a seus leitores, marcava, tão claramente quanto um ferimento, a origem do problema. Enquanto os visitantes estavam na casa, eles também ouviram um breve relato sobre o dia em que a família ficara doente, feito pela criada Sophia Taylor, que ainda estava em recuperação e fraca demais para caminhar até o Plume of Feathers.

De volta à hospedaria, John Butler fez um breve resumo de sua parte nos eventos e o investigador tentou ouvir o depoimento do jovem vaqueiro Henry Perks, perguntando quem enchera a chaleira naquela manhã de sábado. Rapidamente, Carttar se mostrou exasperado, dizendo duvidar da sanidade do garoto e ordenando que fosse removido da sala.

Então uma testemunha-surpresa foi chamada. James Marsh, descrito como "químico prático", apresentou-se ao tribunal para anunciar que testara os remanescentes do café dos Bodle e descobrira que definitivamente continham arsênico. Quanto, ele não sabia dizer. O depoimento de Marsh levou a um novo nível o que o *Morning Post* chamou de estado febril de agitação, e o investigador Carttar decidiu que o tribunal precisava "de outro cavalheiro cientista para examinar a infusão, os fluidos e o estômago do falecido". Isso, é claro, significava uma autópsia.

A essa altura dos procedimentos, Young John, que estivera aguardando há algum tempo com o policial Morris, foi levado ao salão. Ele parecia recuperado do choque de ter sido preso, fazendo com que o *Times* o descrevesse como "perfeitamente composto e à vontade".

— Você foi preso por suspeita de ter causado a morte de seu avô, mas não foi citada nenhuma prova que o implique — disse Carttar. — Gostaria de informá-lo que, se achar necessário, você pode fazer perguntas às testemunhas. Você não é obrigado a fazer perguntas nem a dizer qualquer coisa que o incrimine. Lembre-se que o que disser será registrado e, se necessário, usado como prova contra você.

— Não tenho objeção a nenhuma pergunta — respondeu o jovem.

— Faça o que achar apropriado. Você tem acesso a um conselheiro profissional?

— Não, senhor.

— Tentarei fazer com que os procedimentos sejam justos — prometeu o investigador.

A testemunha seguinte foi o boticário de Woolwich, Joseph Evans. Evans disse que conhecia Young John há cerca de doze anos, desde a escola. Uma pessoa que conhecesse o boticário tinha mais probabilidade de comprar arsênico que um estranho, disse ele ao tribunal, e o prisioneiro sabia disso. Young John estivera em sua loja cerca de quinze dias antes, com o mestre-escola Watts, e novamente alguns dias depois, sozinho, na quinta-feira, 31 de outubro, ou na sexta-feira, 1º de novembro, um dia antes de a família ficar doente. Em ambas as vezes, Young John comprara arsênico. Na primeira ocasião, quando estava com Watts, "surgiu uma conversa sobre os poderes destrutivos do arsênico e o prisioneiro mencionou que algumas de suas aves, entre elas uma galinha-d'angola, haviam sido atacadas por ratos", disse Evans. "Não pesei, mas dei a ele aproximadamente 15 gramas, enrolados em um papel no qual estava escrito 'veneno' em letras grandes." Na segunda ocasião, ele comprara a mesma quantidade de veneno. As terras e propriedades dos Bodle certamente eram infestadas de ratos, mas, de acordo com Henry Perks, que conseguira fornecer uma ou duas peças de informação coerente antes de ser dispensado pelo investigador, eles normalmente eram mortos com armadilhas e furões, e não arsênico.

Durante a primeira metade do século XIX, jornais, publicações médicas, especialistas como Robert Christison e Alfred Swaine Taylor e membros nervosos do público protestaram contra o número de vezes em que o arsênico encontrou seu caminho até outras espécies que não as de roedores e insetos, por acidente ou de propósito. O estatístico-chefe do governo, William Farr, afirmou ser "questionável" se o arsênico matava mais ratos que pessoas. De fato, ele era barato e facilmente disponível — nos anos 1840, Alfred Swaine Taylor se queixaria do fato de o preço por entre 15 e 30 gramas de arsênico branco ainda ser de apenas 2 xelins, enquanto quantidades maiores podiam ser compradas por 1 xelim a cada 30 gramas.

Mas a regulação ainda estava distante. Uma charge do *Punch* de 1849, intitulada "Armazém fatal ou Venenos a pedido", mostra uma garotinha, tão jovem que mal é capaz de enxergar por cima do balcão, dizendo: "Por favor, o senhor poderia encher essa garrafa com láudano e fornecer a mamãe outros 45 gramas de arsênico para os ratos?" O vendedor, chamado de "químico devidamente qualificado", mas que tem a aparência de um adolescente, responde: "Certamente. A senhora deseja mais alguma coisa?"

Sem dúvida, havia necessidade de um modo eficiente de extermínio naquela época: os chefes de família lutavam uma guerra constante contra os ratos, ratazanas, pulgas, piolhos, baratas e percevejos que ameaçavam invadir suas casas. As ratazanas eram uma ameaça especial, destruindo plantações, emergindo dos esgotos em bandos, correndo sob as tábuas, roendo a madeira, arruinando a comida e a bebida e atacando as pessoas em suas casas. No século XVIII, o problema piorou quando a tradicional ratazana preta — então chamada de "velha ratazana inglesa" e associada à Grande

Praga —, que as pessoas haviam passado a conhecer, embora não a amar, foi expulsa por uma espécie maior, mais pálida e agressiva, conhecida como ratazana da Noruega ou de Hamburgo, de acordo com a região que estivesse sendo responsabilizada.

Assim, incontáveis pacotes do pó branco letal eram encontrados em galpões e cozinhas de todo o país, muitas vezes, o que era preocupante perto de sacos de açúcar e farinha. O arsênico branco era cozido com farinha ou aveia e colocado perto dos buracos de ratos e ratazanas; misturado com toicinho ou sabão e esfregado nos móveis e nas roupas de cama; acrescentado à água para lavar pisos e deixado em pires ao redor da casa. Os fazendeiros o usavam em quantidades industriais para proteger suas plantações e lavar ovelhas. *The Complete Vermin--Killer* [O completo exterminador de animais daninhos], um manual doméstico dos anos 1770, aconselhava, com alegria, a misturar arsênico e manteiga em uma pasta, acrescentando trigo ou cevada e mel e resultando em uma mistura fatal, garantidamente capaz de atrair tanto crianças quanto roedores. O autor acrescentava um aviso: "Como se trata de um veneno forte, é preciso usá-lo com cuidado e sempre lavar as mãos."

E então havia os inevitáveis erros cometidos no balcão porque os boticários — "completamente ignorantes, indivíduos incapazes de assinar o próprio nome", queixou-se o presidente da Real Sociedade Farmacêutica — tinham permissão para vender bacon, manteiga e queijo em um canto de suas lojas e veneno no outro. A Sociedade também discordou da definição sugerida de farmacêutico como alguém envolvido "na venda e composição de drogas e medicamentos". O problema, disse a Sociedade, era que a definição englobava toda sorte de indesejáveis, incluindo "merceeiros, azeiteiros e feirantes [...] vendedores de medicamentos, charlatões, consertadores de ossos, herbalistas, ferradores e médicos de vacas".

Em 1845, Peter Watkins, um boticário de Clerkenwell, foi levado a julgamento por homicídio culposo após vender a um taxista chamado William Watts 30 gramas de um pó branco para tratar seu estômago. Watts misturou o pó com água morna, engoliu e imediatamente começou a se queixar de queimadura na garganta e no estômago. Então os vômitos começaram. Watkins dera ao homem ácido tartárico em vez de bitartarato de potássio. As duas garrafas, rotuladas "Acid. tart." e "Pot. tart." em letras pequenas, ficavam perto uma da outra na prateleira, e o irmão de Watkins, Charles, testemunhou que, na noite antes do acidente, na pressa de fechar a loja e ir para casa, ele as colocara na ordem errada. O júri ficou com pena de Watkins e o absolveu.

A primeira tentativa governamental de impor alguma espécie de controle nacional sobre a venda de substâncias perigosas ocorrera em 1819, com o "Projeto de lei para o estabelecimento de regulamentações sobre a venda de drogas venenosas e para melhor prevenir os danos criados pela desatenção ou negligência das pessoas que as vendem". Propunha-se que nenhuma pessoa poderá vender ou expor para venda, oferecer ou manter disponível qualquer arsênico branco, ácido arsênico, sublimado corrosivo [cloreto de mercúrio, então usado para tratar sífilis], acetato de barita, nitrato de barita, ácido oxálico, acetato de chumbo, extrato de Goulard, ácido prússico [cianureto], tártaro emético, ópio sólido ou láudano sem um rótulo impresso com a palavra "veneno" sendo afixado em cada garrafa, frasco, pacote, caixa ou outra embalagem contendo tais drogas e medicamentos, não apenas em posse do vendedor, mas também em cada garrafa, frasco, pacote, caixa ou outra embalagem no momento em que tais drogas e medicamentos forem entregues à pessoa ou às pessoas que os compraram.

Além disso, o arsênico e o ácido oxálico teriam de ser coloridos, o arsênico com carbono, antes de serem vendidos. As infrações seriam punidas com multa. O extrato de Goulard — também conhecido como extrato de Saturno ou açúcar de chumbo — era uma loção feita à base de chumbo e promovida pelo cirurgião francês do século XVIII Thomas Goulard, que a usava de maneira tópica para tratar inflamação em casos de queimaduras, distensões e reumatismo. Em 1861, em seu *Book of Household Management* [Livro de gerenciamento doméstico], a sra. Beeton ainda o recomendava para olhos inflamados e fornecia sua própria receita para produzi-lo em casa.

O PÓ DO HERDEIRO

Quanto à legislação, os freios de 1819 dificilmente eram draconianos, mas os químicos e boticários objetaram que interfeririam com as vendas, sem adquirir os efeitos desejados. Em vez disso, eles queriam um código voluntário: nenhum arsênico, ácido oxálico ou sublimado corrosivo seria vendido sem um rótulo impresso declarando seu conteúdo e com a palavra "veneno" exposta de forma clara. Eles também declararam que ninguém deveria vender veneno, a menos que tivesse "idade e experiência suficientes para julgar a importância da grande cautela necessária para evitar vendê-lo a pessoas impróprias ou ignorantes". O argumento foi um sucesso: o projeto de lei foi abandonado e, a despeito das constantes discussões, recomendações e mortes, nada mais foi feito até que uma série de assassinatos por arsênico nos anos 1840 provocou ainda mais pânico, resultando no Ato do Arsênico de 1851. Tudo isso, é claro, não serviria muito de consolo para George Bodle.

Quando Charles Carttar adiou o inquérito Bodle até a chegada dos relatórios forenses, o policial Morris quis saber o que ele deveria fazer com Young John. O investigador era contra prender o jovem antes que o júri chegasse a um veredito, mas estava igualmente relutante em deixá-lo livre para correr de volta para Clerkenwell ou qualquer outro lugar. Assim, quando, com incomum preocupação pelo filho, Middle John perguntou se Young John poderia permanecer sob a custódia de Morris na casa do policial se ele, Middle John, cobrisse os custos, Carttar concordou.

Morris então levou o prisioneiro para sua casa em Woolwich, parando no caminho para um copo de gim com hortelã no Mortar Inn e permitindo que o jovem visitasse a avó na fazenda Bodle. Young John foi até o quarto de Ann e jurou à velha senhora, que por algum milagre parecia estar se recuperando, que não fizera nada para ferir seu marido.

Na manhã após a prisão de Young John, o policial Morris foi até o chalé e revistou o quarto do jovem, abrindo um baú com a chave que encontrara em seu bolso em Cross Keys. Dentro do baú, havia uma garrafa contendo cerca de 3 centímetros de líquido, outra com o que parecia algum tipo de unguento e dois — ou possivelmente três (mais tarde, houve controvérsia a respeito) — pacotes de pó branco, dois deles marcados com a palavra "veneno" em letras grandes, um deles aberto. O policial colocou as garrafas e os pacotes no grande bolso onde carregava as algemas e resolveu ir até a loja de produtos químicos de Evans em Powis Street. No caminho, contudo, encontrou alguns amigos e passou o resto do dia percorrendo os pubs entre Woolwich e Plumstead, incluindo sete horas em um bar com um açougueiro local chamado Richard Bullock.

Previsivelmente, mais tarde o policial Morris não foi claro sobre o que estivera fazendo e onde, mas ele se lembrava de um local. "Fui obrigado a entrar no Red Lion para me abrigar da chuva e fiquei lá até que passasse", explicou ele. A certa altura, enquanto se abrigava no bar em função dos elementos e bebia várias canecas de cerveja, Morris se abaixou para amarrar a bota e derrubou e quebrou uma das garrafas. Quando finalmente saiu do Red Lion, foi apenas para avançar até o Mortar, onde mudou de cerveja para gim com hortelã e entreteve seus companheiros exibindo as provas. Um negociante de grãos chamado William Osborne se divertiu esfregando um pouco do pó no rosto e nas calças.

Finalmente, por volta das 20 horas, o policial Morris chegou a seu destino inicial, a loja de Joseph Evans em Woolwich, e mostrou ao químico o que sobrara das provas depois de terem passado pelas mãos de um grupo de bêbados e derrubadas no chão de um bar. O policial conseguira recolher algumas gotas do líquido da garrafa quebrada em um copo. Os passos de Morris estavam até firmes, embora ele "parecesse agitado e ansioso e falasse em voz alta e pastosa", segundo Evans. "Mas ele estava em condições de levar a cabo suas intenções e parecia saber do que estava falando."

Embora o boticário dificilmente estivesse em posição de identificar o líquido no fundo do copo — que foi enviado para análise —, ele concordou que os pacotes pareciam muito com os que vendera a Young John. Ele podia dizer pelas marcas no papel. Um, por milagre, parecia estar no mesmo estado em que fora vendido, mas o outro continha apenas 1,5 dos 15 gramas comprados por Young John. "Se, originalmente, ele contivesse tanto arsênico quanto o outro, uma quantidade considerável estava faltando", declarou o químico, embora determinar se essa quantidade terminara no rosto e nas calças do sr. Osborne ou no café de George Bodle fosse responsabilidade do júri.

Na manhã seguinte, por volta das 9h30, Evans estava abrindo sua loja quando encontrou o que parecia um pedaço de papel amassado no balcão, perto de onde Morris estivera sentado. O papel se revelou um pequeno pacote contendo cerca de 1 grama de um pó branco que se parecia muito com arsênico. Não querendo se incomodar com o assunto e, por algum razão extraordinária, não conectando o pacote ao policial Morris, embora ninguém mais tivesse entrado na loja para comprar nada similar desde sua visita na noite anterior, Evans o jogou no fogo. "Eu não deixo arsênico por aí", diria ele. Foi apenas algumas semanas depois, quando ouviu que Young John admitira possuir três pacotes de arsênico, que Evans se lembrou de ter jogado fora um pacote similar e percebeu que Morris o havia deixado para trás. A essa altura, o próprio Morris não estava inteiramente certo sobre o que retirara do quarto do jovem, embora mais tarde insistisse que haviam sido apenas dois pacotes.

Se James Marsh acertara ao dizer ao investigador que o arsênico estava no café, então isso claramente não fora um acidente — um crime havia sido cometido, um crime de tanto sangue-frio e indiferença à vida humana que indicava tratar-se da obra de um psicopata. Afinal, ou o plano fora destruir todos na residência Bodle, e era difícil encontrar um motivo racional para isso, ou o assassino estivera preparado para ver todos perecerem a fim de matar sua vítima.

O fato de apenas George ter morrido fora um acaso; a dose possivelmente era pequena demais para matar pessoas jovens e fortes, e Ann Bodle bebera apenas alguns goles, ao contrário da grande caneca de meio litro de George. E, se o assassino conhecia o hábito da sra. Lear de levar a borra para sua filha, e seria difícil não saber disso, então ele ou ela também deveria saber que toda a família Bing, em sua pequena choupana, incluindo Mary, de 2 anos, e Ann, de 4, também morreria.

Se George era a vítima pretendida, então o assassino tivera sorte ao conseguir seu intento. Objetivo cumprido, no entanto, ele ou ela tivera a dupla infelicidade de, primeiro, um cirurgião provinciano como John Butler ser astuto o suficiente para reconhecer envenenamento por arsênico e, segundo, as autoridades terem decidido prosseguir com o caso, pois nem a detecção nem a investigação eram garantidas em 1833. Com os magistrados cada vez mais sob pressão para economizar dinheiro, o custo de realizar tais inquéritos frequentemente superava as demandas da justiça e mesmo a necessidade de impedir um assassino em seu frenesi mortal.

Tanto era assim que, em outro aparentemente pacífico vilarejo, Happisburgh, em Norfolk, um envenenador por arsênico em série foi capaz de continuar com seu passatempo amplamente porque era mais barato ignorar o crescente número de mortes entre seus familiares e amigos que fazer algumas poucas perguntas óbvias. Quando Jonathan Balls foi descoberto, ele já matara a esposa, um de seus filhos, ao menos oito netos e talvez os pais, assim como vários vizinhos e um ou outro estranho. As mortes pararam apenas quando Balls cometeu suicídio, adequadamente utilizando uma grande dose de arsênico.

Descobriu-se então que os juízes locais haviam recebido instruções para "proceder de maneira conservadora" ao solicitar inquéritos, por causa das despesas. A ausência de inquéritos em nome da frugalidade era "nada menos que [...] um prêmio para os envenenadores", comentou o *British Medical Journal*.

Não era de surpreender, portanto, que, no fim do primeiro dia do inquérito Bodle, houvesse uma discussão entre o investigador Carttar; William Nokes, o advogado da paróquia; Charles Parker, o advogado de Greenwich que fizera o novo testamento de George; e dois de seus testamenteiros, George Wassell e Henry Mason, sobre quem deveria pagar pela autópsia, os testes forenses que o investigador solicitara e qualquer processo criminal que pudesse resultar deles. Parker não via por que os testamenteiros de Bodle deveriam pagar pelo que provavelmente se mostraria uma conta bastante alta. Ele achava que a paróquia deveria cobrir os custos. O sr. Nokes então disse que não podia recomendar que a paróquia cobrisse custos entre 100 e

150 libras, particularmente quando tantos de seus habitantes eram tão pobres.

Carttar achou que Ann Bodle não se recusaria a pagar, ou ao menos ele esperava que não, visto que a questão se relacionava à morte de seu marido, e não conseguia imaginar que Middle John fizesse algo para obstruir um inquérito sobre a morte do pai. Quando ele perguntou a Parker, "um cavalheiro seriamente preocupado com a investigação do suposto homicídio de um indivíduo, se eles deveriam apenas aceitar a falta de provas", Parker respondeu que não estava preocupado com os dilemas da viúva ou do filho de Bodle; ele representava os testamenteiros, que, se ordenados a pagar, teriam de fazê-lo do próprio bolso, uma vez que não havia provisão no testamento de que os custos fossem retirados do espólio de George.

Em vista do impasse, Carttar enviou um representante da Nokes, Parker, Wassell e Mason para conversar com Ann Bodle. Meia hora depois, Nokes retornou sozinho. A sra. Bodle dissera ser incapaz de arcar com as despesas e se recusara terminantemente a ter qualquer envolvimento no processo judicial se fosse necessário enviar alguém a julgamento. Nokes também conversara com o genro de Bodle, Samuel Baxter, que, na semana anterior, acompanhara o velho quando ele fora ao escritório alterar o testamento. Baxter também se recusara a apoiar qualquer investigação, mas, como Ann Bodle, recusara-se a fornecer um motivo.

A essa altura, muitas pessoas na sala de inquérito começavam a se perguntar se mais alguém na família Bodle poderia ter algo a esconder — até mesmo Carttar comentou que a conduta da família era "excessivamente antinatural". No fim, o investigador decidiu que não tinha escolha a não ser pedir que a paróquia pagasse as despesas e Nokes disse que eles talvez poderiam recuperar o dinheiro processando a família. Com essa questão temporariamente resolvida, William Nokes começou a organizar os investigadores médicos e científicos que as autoridades esperavam ser capazes de enviar o assassino de George Bodle para o cadafalso.

10
A INTRODUÇÃO DE SUBSTÂNCIA IRRITANTE

Charles Carttar mudou de opinião a respeito da necessidade de outro cientista no caso. Após ouvir o depoimento do boticário Joseph Evans, ele anunciou: "Será necessária a opinião de três médicos, que serão solicitados a realizar um exame cuidadoso do café, dos fluídos e do corpo do falecido." O inquérito não podia prosseguir até que o júri conhecesse as provas relacionadas à causa da morte, decidiu ele, e, às 18 horas, os procedimentos foram suspensos.

Durante séculos, médicos haviam subido ao banco de testemunhas para ajudar os tribunais a determinar como um golpe fora infligido, se um bebê havia nascido morto ou fora vítima de infanticídio ou se uma mulher fora violentada. Eles também colaboravam em questões civis, como, por exemplo, no caso de um marido ou mulher querendo anular o casamento por não consumação, se o argumento fosse baseado no estabelecimento da impotência de um dos parceiros e/ou da virgindade do outro. Mas foi somente por volta do fim do século XVIII que essas contribuições aleatórias começaram a se transformar em um ramo especializado da ciência médica.

Os verdadeiros pioneiros das testemunhas médicas especialistas na Inglaterra foram os painéis de "matronas responsáveis" ou parteiras que examinavam as mulheres sentenciadas à morte que "apelavam à barriga". Desde ao menos o século XIV, mulheres que estavam "com criança" — ou seja, cujos movimentos fetais podiam ser sentidos — tinham suas execuções adiadas para após o nascimento. Na prática, a sentença era frequentemente comutada para prisão perpétua ou banimento em colônia penal. "Apelei à barriga, mas estou tão grávida quanto o juiz que me julgou", diz uma mulher em *Moll Flanders*, de Daniel Defoe.

Não houve distinção entre jurado e testemunha até meados do século XVII, quando os dois papéis se separaram. Antes disso, os jurados eram escolhidos com base em seu conhecimento do histórico do caso e do caráter do acusado. Por definição, eram habitantes locais e podiam aconselhar o juiz visitante sobre as circunstâncias do crime. No fim do século XVII, o júri especialista havia desaparecido e as testemunhas podiam depor apenas sobre questões de fato, deixando uma brecha quando o tribunal precisava de conhecimento especializado para guiá-lo. O problema foi resolvido ao se permitir que os designados especialistas fornecessem suas opiniões, ao contrário das testemunhas comuns.

O PÓ DO HERDEIRO

No século XIX, contudo, os tribunais adotaram uma posição menos deferente em relação aos médicos e subir ao banco de testemunhas frequentemente se mostrava uma provação. Na Europa continental, os especialistas médicos eram funcionários do tribunal, recebiam honorários preestabelecidos e seus relatórios escritos possuíam status especial. Sob a lei inglesa, os médicos não tinham tais privilégios. Eles apresentavam seus depoimentos oralmente, como todo mundo, quase sempre eram intimados e não recebiam pagamento e o júri não era obrigado a ouvir uma palavra do que diziam.

Em 1876, um juiz de Old Bailey deixou isso bastante claro. Dois carpinteiros, William Stone e John Neale, foram acusados de matar um pedreiro chamado John Harrison em uma luta embriagada a respeito de dinheiro do lado de fora do Coach and Horses, em Strand. Os três trabalhavam na obra de Somerset House, a alguns quilômetros de distância. Um apotecário chamado John Gadd viu Harrison quatro dias depois de ele receber vários socos e chutes. Seu paciente estava delirando de tanta febre e se queixando de um ferimento na cabeça. Gadd atendeu Harrison pelos três dias seguintes, até sua morte, mas foi determinadamente ambíguo no banco de testemunhas.

— Qual sua opinião sobre o caso deste homem? — foi-lhe perguntado.

— Minha opinião é muito dúbia em relação à causa da morte.

— O senhor acha que a febre e os delírios foram causados pelos ferimentos e contusões que ele recebeu?

— Isso é incerto; não posso dizer.

— O senhor tem dúvidas reais sobre o que causou a febre?

— É provável que ela tenha sido ocasionada por intoxicação, paixão, raiva ou pelos socos que ele recebeu; não está claro para mim.

Nesse ponto, o juiz Gould perdeu a paciência:

— Os jurados devem formar seu julgamento sobre as provas que foram apresentadas e, se acharem que a morte foi causada pelas atitudes do prisioneiro no bar, certamente esse fato está provado. [...] Suponhamos que um cirurgião diga, em relação ao ferimento que causara a morte, que, em sua opinião, ele não o causara. Isso deveria cegar o júri? O júri não pode ser iludido ou cegado por habilidades pessoais ou profissionais, ele é dotado de bom senso.

E, quando os jurados pediram para ouvir o cirurgião que Gadd consultara a fim de obter uma segunda opinião, o juiz interveio de novo: "Cirurgiões são chamados somente para auxiliar nosso julgamento, eles não devem determinar este ou qualquer outro caso; os senhores devem exercer seu próprio julgamento." Mesmo assim, Stone e Neale foram inocentados.

Além de ter seu depoimento ignorado, um médico também podia se ver preso nos nós tecidos por advogados de fala rápida. "Existe algo que supere em horror, aos olhos do praticante de medicina, o banco de testemunhas?",

O PÓ DO HERDEIRO

perguntou o primeiro professor de jurisprudência médica da Inglaterra, John Gordon Smith. Testemunhas médicas às vezes pareciam mais apavoradas que o acusado, continuou ele. No tribunal, o médico estava por sua conta; ele não podia ir para casa em busca de seus livros ou para a casa de um colega em busca de conselhos.

— Lá está ele e lá deve permanecer [se não se sair bem], sofrendo o escrutínio e o desprazer do juiz, o ataque dos advogados, o desdém, as risadas ou o desprezo da audiência, o descontentamento dos amigos e a exposição à imprensa, com todas as consequências para sua reputação e fortuna.

Porém, enquanto alguns médicos achavam difícil fornecer uma opinião absoluta e se restringiam somente ao que as evidências médicas permitiam dizer, essa não era a linha adotada por todas as testemunhas. De fato, alguns médicos — e juízes e jurados, aliás — precisavam de pouco encorajamento para tirar conclusões apressadas, especialmente quando mulheres não casadas acusadas de infanticídio estavam envolvidas. O celebrado cirurgião e parteiro William Hunter, irmão do igualmente famoso cirurgião e anatomista John Hunter, preveniu contra "as provas e opiniões fornecidas por especialistas médicos chamados para estabelecer questões científicas que se supõe que os juízes e os jurados não conheçam". Em casos de infanticídio, "alguns de nós estão dispostos a estabelecer sua autoridade em inquéritos públicos, fornecendo opiniões rápidas e decididas onde elas deveriam ser permeadas de dúvida".

Em particular, Hunter destacou a prática de colocar os pulmões de bebês na água. Se flutuassem, eles continham ar, o que provava — como se acreditava — que a criança havia inspirado e, consequentemente, nascera viva. Mas havia explicações mais inocentes, alegou Hunter. A mãe poderia ter inflado os pulmões do bebê em uma tentativa fracassada de revivê-lo, por exemplo. E, se um bebê inspirasse uma única vez antes de morrer, os pulmões também flutuariam na água, exatamente como se a criança tivesse sido estrangulada ao nascer.

Mas, embora deplorassem a intimidação dos advogados, muitos especialistas médicos tinham de admitir que alguns de seus colegas mereciam uns sopapos. Em 1795, George Hardwicke foi acusado de atirar em um homem com um bacamarte. O cirurgião George Burroughs examinou o corpo e disse ao tribunal que a vítima apresentava um ferimento na cabeça.

— Em sua opinião, como homem da ciência, o ferimento foi causado por um tiro?

— Sim — respondeu Burroughs.

— O senhor lavou o ferimento ou ele foi lavado em sua presença?

— Eu não o lavei. Instruí para que isso fosse feito e foi, mas não em minha presença.

— O senhor não extraiu nada do ferimento?

— Não.

— Quando nos informou sobre sua opinião, essa opinião foi formada somente pela aparência do ferimento ou por informações que o senhor pode ter recebido?

— Meramente pela aparência do ferimento.
— Suponho que, ao menos, o senhor sabe o que aconteceu?
— Sim.
— Isso não auxiliou seu julgamento?
— O ferimento certamente tinha uma aparência diferente da de um ferimento causado por incisão ou contusão.
— O senhor já viu muitos ferimentos à bala?
— Não, não estou habituado a ver muitos assim.

A essa altura, um dos frequentadores habituais de Old Bailey, o famoso William Garrow, observou: "Graças a Deus não há muitos cirurgiões desse tipo."

O juiz então interferiu para perguntar em que lado da cabeça estava o ferimento. "Praticamente esqueci em que lado estava", exclamou Burroughs. "Acho que do lado esquerdo, mas não posso ter certeza." O acusado foi inocentado.

Além do risco de humilhação pública, os médicos tinham outra causa de ressentimento contra o fato de serem chamados como testemunhas. Mesmo que conseguissem escapar com o ego e a reputação intactos, não havia garantia de que seriam propriamente pagos por seu tempo — ou de que sequer seriam pagos.

A profissão foi razoavelmente flexibilizada em 1836, com a aprovação do Ato para Prover Assistência e Remuneração às Testemunhas Médicas em Inquéritos. A peça de legislação se devia em grande parte ao editor do *Lancet*, Thomas Wakley, então membro do Parlamento por Finsbury. Ela concedia aos médicos um status mais oficial nos inquéritos, mesmo que não tão elevado quanto o de seus colegas continentais, porém, mais importante, garantia um honorário: um guinéu para prestar depoimento e outro se uma autópsia fosse solicitada.

No início do século XIX, a autópsia começou a desempenhar papel central no estabelecimento da causa da morte, em parte devido ao crescente entendimento médico sobre os processos — ou patologia — de várias doenças e as mudanças que elas causavam no corpo. Além dos sintomas externos, como as temidas pústulas da varíola ou a torturante tosse e o ensanguentado lenço que anunciavam a tuberculose, os médicos descobriram que o estado de órgãos internos como o fígado, o coração e os pulmões continha informações importantes. E, se a autópsia ajudasse a explicar a morte por causas naturais, certamente poderia fazer o mesmo quando o ceifador recebia uma ligeira ajudinha.

Assim, na noite de quinta-feira, 7 de novembro, um dia depois de Charles Carttar adiar o inquérito, três médicos se reuniram no casarão em torno do corpo em decomposição de George Bodle. Expostas diante deles estavam as ferramentas da profissão: facas, serras, bisturis, ganchos e, nesse caso, uma jarra de vidro. O responsável pelo procedimento era Samuel Solly, professor de anatomia e fisiologia na Escola Médica do hospital St. Thomas, em Londres. Auxiliando, estavam o cirurgião John Butler e um médico de Woolwich chamado Francis Bossey.

Samuel Solly, o especialista contratado pelo advogado da paróquia de Plumstead, William Nokes, era o filho de 28 anos de um comerciante da City de Londres, vindo de uma família de dissidentes religiosos. Nomeado para o cargo no hospital St. Thomas mais cedo naquele ano, Solly publicaria em 1836 uma importante obra sobre o cérebro humano. Ele também forjou o termo "paralisia do escrivão", ou câimbra do escritor, para descrever uma condição debilitante que se tornara muito difundida entre os servidores públicos nos anos 1830 e era atribuída à nova pena de aço que recentemente substituíra a pluma nos gabinetes.

Trabalhando com Solly e Butler estava Francis Bossey, de 24 anos, que, assim como Butler, era membro de uma família de médicos estabelecida em Woolwich. Ao autorizar Nokes a contratar tanto Solly quanto Bossey, o investigador Carttar demonstrara que não estava poupando recursos ou despesas.

Observado de perto por Butler e Bossey, Solly primeiro estudou o corpo intacto, seus olhos e dedos movendo-se lentamente sobre a pele. Ele não encontrou sinais externos de violência e a única anormalidade era o abdome inchado que o repórter do *Times* observara. Convencido de que os danos eram inteiramente internos, Solly começou a cortar.

Os órgãos internos do velho tinham muito a dizer. A membrana que revestia o esôfago estava inflamada e a inflamação percorria a traqueia até os pulmões. Os pulmões em si estavam endurecidos e continham mais que a quantidade normal de sangue. "Ao cortá-los, grande quantidade de fluido começou a exsudar, o que não é natural", escreveu Solly.

Quando abriu o estômago, ele descobriu que a membrana mucosa estava incomumente grossa e, do lado esquerdo, apresentava coloração marrom-escura, enquanto o lado direito do estômago tinha "pontos pálidos e amarelo-avermelhados em várias partes". Também havia "pequenos pontos afundados, mais ou menos do tamanho da extremidade da sonda, com bordas ligeiramente elevadas, e não achatadas". As seções anterior e média do intestino delgado também estavam inflamadas. O arsênico ataca a superfície do estômago e dos intestinos, causando inflamação e úlceras. Após alguns dias, ele reage com o sulfeto de hidrogênio produzido pelo corpo em decomposição, resultando em áreas de auripigmento.

Os médicos coletaram com cuidado o conteúdo do estômago e dos intestinos do velho e os colocou de lado. Se não fossem escrupulosos ao extremo em sua manipulação e armazenamento, um advogado de defesa esperto poderia argumentar que quaisquer traços de veneno eram resultado de contaminação. "Isso pode ser visto como uma hipótese muito remota, mas, mesmo assim, é por causa de objeções técnicas dessa natureza que absolvições são conseguidas, a despeito da mais forte presunção de culpa", prevenira Swaine Taylor.

Ele conhecia um caso no qual um médico depositara o conteúdo do estômago em uma jarra emprestada de uma mercearia local onde venenos eram vendidos.

Solly então passou para a cabeça de George Bodle, onde encontrou uma quantidade incomum de fluido sob a dura-máter (a mais exterior das três membranas que recobrem o cérebro e a medula) — quase 30 mililitros nos ventrículos cerebrais, as quatro cavidades comunicantes contíguas ao canal central da medula. Em seguida, ele se voltou para os órgãos principais. O fígado do velho estava granulado e o pericárdio, a membrana ao redor do coração, estava ligeiramente grudado na superfície. Essas condições eram de longa data, contudo, e não haviam matado George Bodle.

Na opinião de Solly, nenhuma das descobertas, sozinha, poderia responder pela morte do velho, mas ele concluiu que alguma "substância irritante" definitivamente passara pelo estômago. (A aparência distinta das duas metades do estômago poderia se dever ao fato de que a substância ingerida recobrira mais um lado que o outro, talvez porque Bodle estivesse deitado de lado na cama.) O médico concluiu que a perda parcial de visão e a inabilidade de se manter em pé poderiam ter sido causadas por inflamação no cérebro, o que reforçava a teoria de envenenamento de Butler, mas, segundo Solly, somente nos casos mais severos era possível dizer, baseando-se apenas na aparência do corpo, que algum veneno fora ingerido. A autópsia tampouco poderia provar a causa da morte. De fato, os sintomas eram frequentemente decisivos e, nesse caso, nem a comida nem danos internos poderiam ter sido responsáveis pelo estado do estômago de George Bodle.

A conclusão de Solly, portanto, foi de que a morte fora causada por "distúrbio generalizado da constituição produzido pela introdução de alguma substância irritante no estômago". "Acho provável que essa mesma causa não resultasse na morte de uma pessoa mais jovem", disse ele. "A inflamação seria maior, mas o distúrbio da constituição seria menor que em alguém mais velho." E, dado que a inflamação se estendia do fundo da boca e garganta até o esôfago e o estômago, assim como entre a traqueia e os pulmões, ele acreditava que a substância irritante era arsênico.

Butler concordou com Solly, embora, como cirurgião provinciano, ele tivesse precisado de mais confiança do que possuía para argumentar com um especialista de um dos principais estabelecimentos médicos do país. O dr. Bossey foi um pouco mais cauteloso. Em sua opinião, George Bodle certamente sofrera o ataque de um irritante no estômago, mas ele diria apenas que essa fora provavelmente, e não certamente, a causa da morte. Bossey também achava que apenas duas substâncias, tártaro emético — tartarato duplo de antimônio e potássio, então usado como emético — ou arsênico, poderiam ter afetado o estômago de Bodle daquela maneira.

Com a autópsia completa, John Butler colocou o conteúdo do estômago do velho em uma grande jarra limpa, selada firmemente, e, de acordo com as instruções de Swaine Taylor, entregou-a pessoalmente ao químico James Marsh, no Arsenal de Woolwich.

Em 8 de novembro, um dia após a autópsia de George Bodle, o *Morning Post* publicou uma história não reproduzida por nenhum dos outros jornais. A pessoa suspeita do "ato demoníaco" era o neto da vítima, "com reputação muito ruim na vizinhança". Young John chegara à fazenda "cedo e muito antes de os criados se levantarem" e oferecera seus serviços para acender o fogo do falecido, colocar a chaleira para ferver e limpar a lareira. "Disseram-lhe para ir embora, mas ele se recusou", afirmou o *Post*. Após alegar que Young John manuseara o pote de café que continha veneno, o jornal disse que ele "fugira na direção de Londres". O policial Morris o perseguira e "capturara o fugitivo perto de Smithfield". O acusado fizera várias compras de arsênico "com diversos químicos na vizinhança".

O que poderia ter inspirado tal matéria, tão cheia de erros, todos altamente prejudiciais a Young John? Uma possível pista pode ser encontrada no último parágrafo: "Seu pai, ao falar da ocorrência lamentável, declarou que, em sua opinião, a intenção do prisioneiro era transformá-lo na próxima vítima." Enquanto aguardava a retomada do inquérito, Middle John parecia estar contando sua versão dos fatos para uma audiência mais ampla.

11
Nunca vi duas coisas de natureza tão semelhante

Quando o investigador Carttar solicitou que um especialista analisasse as amostras de John Butler para detectar a presença de arsênico, Michael Faraday, professor de química na Real Academia Militar, a 1,6 quilômetro de Woolwich, mostrou-se a escolha óbvia. Afinal, ali tão perto, estava um dos mais renomados químicos do país.

Faraday assumira o cargo de professor em tempo parcial em 1829, dando aulas para os jovens artilheiros e engenheiros da Academia. Em 1833, ele também era professor fulleriano de química e diretor do laboratório do Instituto Real, portanto, ligeiramente superqualificado para o emprego na Real Academia Militar. Mas o homem cuja obra pioneira em eletromagnetismo o tornaria um dos mais celebrados cientistas da história passara os três anos anteriores realizando pesquisas extremamente tediosas com vidros ópticos, por insistência de seu chefe Humphry Davy, o inventor da lanterna Davy. Faraday aceitara a cadeira na Academia Militar para ganhar certa independência financeira e, assim, não ser forçado a aceitar projetos tão tediosos.

Na época do caso Bodle, Faraday já fizera várias aparições nos tribunais como testemunha especialista, principalmente em casos civis, fornecendo depoimentos em questões de patentes e contaminação. Mas ele recusou a investigação do caso Bodle. Estava preocupado com questões que, ao menos do ponto de vista científico, eram muito mais importantes que caçar arsênico em café e vômito. Apenas quatro dias antes do inquérito, Faraday escrevera a um amigo:

> Tenho estado [...] tão profundamente envolvido em investigações experimentais sobre eletricidade que não leio um jornal, inglês ou estrangeiro, há meses. De fato, a questão é fundamental e as portas que se abrem diante de mim são imensuráveis. Ainda não posso dizer a que grandes coisas elas podem levar, mas tenho trabalhado nisso em prejuízo de todo o resto.

E, para alguém tão eminente quanto Faraday, esse pequeno trabalho dificilmente valia a pena, equivalendo a baixos honorários, se comparados às somas que estava acostumado a receber por seu depoimento em casos civis. O professor não se recusou a ajudar, contudo, e entregou a tarefa a uma pessoa do lugar que trabalhava como seu assistente nas aulas de química, James Marsh.

Um retrato de Marsh pintado alguns anos após o caso Bodle, quando ele estava por volta dos 40 anos, mostra um homem de aparência agradável, testa alta, nariz finamente desenhado, queixo firme e olhos castanhos. Pequenas mechas de um cabelo grosso e escuro foram penteadas sobre sua face, ao lado das têmporas, no estilo napoleônico. Vestido de modo apropriado para o retrato em uma túnica de colarinho alto e tecido escuro e espesso, Marsh apresenta uma expressão séria, adequada a um homem condecorado pela Real Sociedade de Artes, embora seu rosto corado e forte conflite com a imagem popular de um cientista em seu laboratório.

O principal emprego de Marsh era como cirurgião e dispensário de medicamentos no Arsenal Real. Em outras palavras, ele era assistente do médico residente, mas também cientista e engenheiro excepcionalmente talentoso. No ano anterior, seu empregador, o Conselho de Artilharia — o departamento governamental que dirigia o Arsenal Woolwich —, lhe concedera um bônus de 30 libras por uma invenção que muito beneficiara a Marinha Real. Em um navio de guerra, o intervalo entre mirar e atirar com um canhão era crítico para atingir o alvo, pois o movimento do navio tornava impossível manter o objeto alinhado por mais de um segundo. Melhorias no sistema de tiro haviam acelerado o processo, mas ainda havia problemas: a força da explosão costumava estourar o tubo de percussão, que era feito de cobre e continha a pólvora, ferindo o canhoneiro. Além disso, o canhão frequentemente falhava. Em testes realizados a bordo do *Excellent*, em Portsmouth, o tubo de percussão de James Marsh se provou não apenas seguro como também certeiro: em novecentos tiros, nenhum errou o alvo.

A vida de James Marsh permanece um mistério. Ele era pobre demais, respeitável demais e não famoso o suficiente para ter deixado muitos traços. Até o fim dos anos 1830, informações sobre pessoas de sua classe eram amplamente restritas a uma entrada de uma linha no registro paroquial de batismos, casamentos e mortes, e mesmo esses escassos detalhes às vezes eram omitidos ou registrados de maneira errônea. Algumas fontes afirmam que Marsh nasceu em 1789 e o descrevem como um médico irlandês que estudou em Dublin e praticou medicina na cidade durante a primeira parte de sua vida; outros, que estudara na cidade química e não medicina. Não há registro disso, contudo, e é difícil acreditar que um médico — no topo da hierarquia médica do século XIX — ou químico formalmente treinado terminasse trabalhando como assistente do médico residente. Uma possível explicação para a sugerida conexão irlandesa é que James tenha sido confundido com Henry Marsh, que de fato foi um médico irlandês nascido nos anos 1790. Tudo indica que, James Marsh nasceu em Kent em 1794, como afirma o censo, provavelmente em Woolwich ou nos arredores e em circunstâncias humildes, tendo começado a trabalhar no Laboratório Real do Arsenal Woolwich aos 12 anos de idade.

O Arsenal era originalmente uma grande fábrica de armamentos que datava ao menos dos anos 1500, quando Henrique VIII ordenara que depósitos de artilharia fossem construídos nas margens do Tâmisa. No século seguinte, fábricas produzindo canhões de latão foram criadas ao lado dos depósitos e, por volta do fim dos anos 1600, o Laboratório Real que produzia explosivos, estopins e projéteis foi movido do Tilt Yard, em Greenwich, para Woolwich. Seguiram-se a fundição de latão, o departamento de carruagens, o quartel do recém-formado regimento de artilheiros reais e a Real Academia Militar, para o treinamento de trezentos artilheiros e oficiais engenheiros. E, perto do Arsenal, estendendo-se por quase 2 quilômetros às margens do rio, estavam os estaleiros reais, também criados por Henrique VIII no século XVI.

Em 1833, portanto, Woolwich tinha uma história secular de serviços prestados à indústria da guerra. Além de uma guarnição de mais de 4 mil homens e um centro de treinamento para cadetes, havia uma cacofônica maquinaria para produção de armas e, ligado a tudo isso, um povoado onde advogados, médicos, agentes imobiliários e funerários, comerciantes de milho, sapateiros, açougueiros, merceeiros, fabricantes de chapéus de palha, ferreiros e outros agentes da vida civilizada ofereciam seus serviços. A igreja paroquial de Santa Maria Madalena, do século XVIII, ficava a oeste; um campo comunitário infestado de coelhos ao sul; pequenas lojas e chalés se alinhavam nas travessas enlameadas e construções mais elegantes ladeavam a praça principal. A academia era uma impressionante peça de arquitetura e os quartéis de 365 metros de extensão foram descritos por um catálogo da época como "um dos maiores edifícios públicos do reino". Woolwich, no entanto, permanecia definido pelos grandes blocos de depósitos, fábricas e estaleiros ao longo do rio e, de tempos em tempos, o Conselho de Artilharia pagava compensação aos fazendeiros locais pelas ovelhas ou vacas que se perdiam na linha de fogo.

No apogeu das guerras Napoleônica e Peninsular, o Arsenal e as docas empregaram cerca de 10 mil trabalhadores capacitados e outros milhares de homens e mulheres sem habilidades específicas. Uma trégua nas guerras estrangeiras nos anos 1830, contudo, fez com que a produção de navios e armamentos em Woolwich estagnasse: a paz, ao menos no que concernia à economia local, fora ruim para o vilarejo. Em 1811, mais de seiscentos garotos trabalhavam no Laboratório Real, recebendo entre 6 centavos e 1 xelim e 3 centavos por dia, dependendo de seu tamanho e força, suando para completar uma encomenda de 10 milhões de projéteis, embora, ao chegar à metade desse número, o Conselho de Artilharia tenha demitido quatrocentos deles. James Marsh provavelmente era um desses seiscentos.

O PÓ DO HERDEIRO

Em 1846, sua esposa Mary afirmou que ele passara quarenta anos a serviço do Arsenal, ao passo que o diretor do Laboratório Real, James Cockburn, o descreveu como tendo sido "criado neste departamento".

Em certo ponto de sua vida adulta, Marsh conheceu James Achindachy, um soldado da Real Artilharia Montada, e os dois se tornaram amigos. Em 1833, Achindachy ainda estava no Exército, contudo, mais tarde, se tornaria proprietário do Queen's Arms, em Artillery Place, Woolwich. Achindachy também estaria ao lado de Marsh quando ele morresse e seria mencionado com fervor em seu testamento.

James Marsh estava destinado a grandes feitos. Em 1823, enquanto ainda era operário, ele recebeu um prêmio nacional, a grande medalha de prata da Sociedade de Artes (mais tarde Real Sociedade de Artes), e 40 guinéus por seu trabalho com eletromagnetismo. Quando a Sociedade de Artes foi estabelecida em 1754, ela iniciara uma série de competições para invenções, descobertas e esforços artísticos, com prêmios em forma de medalhas e dinheiro. O esquema fora bem-sucedido desde o início e rapidamente comitês foram formados para presidir seis categorias: Agricultura, Manufatura, Química, Mecânica, Colônias, e Comércio e belas-artes.

O sucesso de Marsh na categoria Química veio por meio de seu trabalho no início dos anos 1820, auxiliando outro professor da Real Academia Militar, o matemático Peter Barlow — não com aulas, mas sim experimentos. Como Faraday, Barlow investigava magnetismo e eletromagnetismo e a invenção que rendeu uma medalha a Marsh foi iniciada quando Barlow lhe pediu ajuda para resolver um problema prático que dificultava seu progresso.

A relação entre eletricidade e magnetismo era um dos tópicos quentes da época, chamando a atenção de importantes matemáticos, químicos e físicos tanto na Inglaterra quanto no continente. Experimentos "excepcionalmente importantes e interessantes" sobre o assunto haviam "marcado a principal linha de investigação filosófica durante os últimos quatro anos", segundo a Sociedade de Artes. O desajeitado e caro equipamento exigido pela pesquisa, contudo, significava que o campo estava restrito àqueles poucos pesquisadores suficientemente afortunados para terem acesso ao aparato e tornava quase impossível reproduzir os experimentos em diferentes partes do mundo. Em particular, os pesquisadores queriam ver se as variações magnéticas ao redor do globo produziriam correspondentes variações no eletromagnetismo. A Sociedade de Artes acreditava que as leis matemáticas do eletromagnetismo do professor Barlow, por mais "prováveis e consistentes" que fossem, deveriam ser testadas por cientistas a bordo de navios de Sua Majestade ao redor do mundo e, assim, Barlow pediu a seu habilidoso assistente que inventasse um aparato barato e portátil para substituir a complicada geringonça então em uso.

O PÓ DO HERDEIRO

A Sociedade de Artes se reuniu em sua grandiosa sede londrina nos edifícios Adelphi, na rua Strand, em 4 de abril de 1823, para selecionar os vencedores daquela temporada. Os candidatos incluíam o sr. J. W. Jeston, de Henley-on-Thames, cirurgião do 36º Regimento de Infantaria, que estava sendo considerado por ter aprimorado o método de extração de ópio; um homem de Woolwich, o capitão Dansey, da Artilharia Real, que inventara um tipo de pandorga para ajudar navios perdidos a se comunicarem com o porto; Joseph Amesbury, com um dispositivo médico para ajudar a manter pernas quebradas esticadas; Elisha Pechey, de Bury St. Edmunds, que inventara uma nova máquina para tornar menos laborioso o processo de lavar roupas; e James Marsh.

Alguns dos esperançosos haviam enviado artigos descrevendo seu trabalho, mas Marsh estava lá pessoalmente para demonstrar seu aparelho e tinha um influente defensor naquele dia: Michael Faraday estava no comitê. Após a calorosa recomendação de Faraday, o comitê concluiu que a invenção de Marsh era "capaz de exibir todos os fatos conhecidos sobre eletromagnetismo e permitiria ao professor [Barlow] prosseguir em suas pesquisas nesse importante ramo da filosofia natural". Acrescentaram que a portabilidade e o preço razoável do aparato o colocavam ao alcance da maioria dos pesquisadores e permitiam que "se adaptasse ao uso dos viajantes por terra e mar". De fato, ele era compacto e prático, cabendo em uma caixa de apenas 37 x 38 x 25 centímetros.

Assim, Marsh, com o sr. Jeston e seu extrator de ópio, recebeu a grande medalha de prata, enquanto, na categoria Mecânica, a pandorga do capitão Dansey se saiu ainda melhor, ganhando a medalha de ouro.

Contudo, uma descoberta não estava na lista de vencedores de 1823. Pois, embora os candidatos fossem livres para submeter qualquer tipo de trabalho, a Sociedade também tinha alguns projetos favoritos e, desde 1821, encorajava os pesquisadores a perseguir um deles em particular. Essa questão, relacionada à prisão dos assassinos e à libertação dos erroneamente acusados, parecia mais urgente que a fácil extração do suco do ópio ou uma lavadora melhorada. Mesmo assim, era também um problema em especial complicado de resolver e muitos anos se passariam antes que alguém se apresentasse para reivindicar o prêmio.

A extraordinária aptidão e a mente voraz de Marsh claramente foram notadas no Laboratório Real, pois, em 28 de fevereiro de 1824, o Conselho de Artilharia aceitou a recomendação do diretor-geral do departamento médico, Sir John Webb, de que James Marsh fosse nomeado para o cargo de cirurgião e farmacêutico, substituindo James Plant, que morrera duas semanas antes. Durante seus últimos anos, muitas pessoas, incluindo sua esposa Mary e o diretor do Laboratório

O PÓ DO HERDEIRO

Real, James Cockburn, descreveriam Marsh como o químico do Arsenal. Na verdade, o Conselho de Artilharia abolira o cargo de químico de artilharia e analista de metais em 1829, quando o então encarregado se aposentara. Mas, embora Marsh não tivesse direito ao título oficial — e, consequentemente, a um lugar na equipe e a salário e pensão —, ele com certeza desempenhava deveres bem acima de seu cargo. Como cirurgião, Marsh recebia apenas 4 xelins e 1 centavo por dia em uma semana de seis dias, ou 63 libras e 18 xelins por ano. Seu papel como assistente de Faraday, iniciado em 1830, rendia mais 5 xelins por aula ou outras 18 libras e 15 xelins por ano (comparados às 200 libras do professor).

Logo após a nomeação de Faraday, o professor e o coronel Percy Drummond, vice-diretor da Real Academia Militar, trocaram correspondência sobre o salário do novo químico assistente. Para ajudar Drummond a chegar a um valor, Faraday explicou como via o papel de Marsh:

> Acho que as aulas experimentais devem todo o seu valor aos experimentos e às ilustrações, que são oferecidas em conjunto com os detalhes teóricos; é meu objetivo tornar essas demonstrações tão distintas e impressionantes quanto possível. Acho que deveria usar o tempo do sr. Marsh inicialmente preparando e então limpando e organizando, durante um dia e meio

ou dois dias por aula. Antecipo que sempre haverá algum trabalho, pois pretendo tornar o estabelecimento químico cada vez mais completo em relação a seu aparato e preparação. Assim, o senhor será capaz de julgar quanto um homem tão ocupado deveria receber.

O dinheiro extra deve ter sido bem recebido, pois James Marsh se casara com Mary Watkins, filha de um fazendeiro, em 1815 e, em 1830, eles tinham duas filhas: Lucretia Victoria, conhecida apenas como Victoria, e Lavinia Berthia. Um filho, James Frederick, nascera em 1825, mas não há outras informações a seu respeito além de uma entrada no registro de batismos de Santa Maria Madalena, e, por isso, presume-se que tenha morrido jovem, certamente antes de 1841, quando o censo foi realizado. A decisão final do coronel a respeito de quanto um homem tão ocupado deveria receber deu a Marsh um pagamento anual total de até 82 libras e 13 xelins. Ainda era muito pouco para sustentar uma esposa e duas filhas.

Ao abordarem Michael Faraday, Carttar e Nokes estavam sendo particularmente diligentes, talvez por causa da posição que a família Bodle ocupava no local e do grande interesse público atraído pelo caso. Em 1833, ainda era comum chamar um apotecário local ou um cirurgião como John Butler para levar adiante os testes necessários, embora houvesse claros perigos em depender de pessoas com pouca ou nenhuma especialização no assunto. Em 1831, um autor anônimo afirmou que no máximo um em cada cinco médicos tinha a habilidade de determinar se "um pastelão ou ensopado foram contaminados com arsênico". "Mesmo toda a equipe médica de nossos grandes hospitais metropolitanos frequentemente é incapaz de reunir um grau suficiente de conhecimento químico" para a tarefa, concluiu ele.

Em 1821, uma mulher de 45 anos chamada Ann Barber fora condenada pelo assassinato do marido depois que o apotecário-cirurgião que realizara a autópsia e testara o conteúdo do estômago de James Barber declarou que a causa da morte fora envenenamento por arsênico. John Hindle estava confiante o bastante para estimar a quantidade de veneno envolvida: "Suponho que ele tenha ingerido mais que 1,7 grama", disse ele ao tribunal de York. Mas, após discutir por algum tempo suas descobertas de uma maneira que soava ter fundamento, Hindle anunciou, amargamente: "Realmente não posso dizer quantos venenos minerais havia. Nunca realizei o teste antes e nunca vi outra pessoa realizá-lo. [...] Conheço muito pouco sobre esse assunto de venenos." Ninguém na sala de audiências, muito menos o júri que enviou Ann Barber para a forca, pareceu ver isso como um inconveniente.

Nos anos 1830, contudo, as universidades e escolas médicas estavam oferecendo novos cursos e, rapidamente, um grupo emergente de especialistas, os toxicologistas forenses, estabeleceram seu nome como testemunhas especialistas. Henry Letheby, de Londres, e William Herapath, de Bristol, em particular começaram a surgir regularmente em julgamentos criminais, com Swaine Taylor e Robert Christison. Taylor se tornou uma figura familiar em Old Bailey, mas também foi apanhado pelas ilusões que pareciam confundir os testes para detectar arsênico.

Tal era o nascente estado da toxicologia forense em 1833, contudo, que James Marsh nunca antes realizara testes com arsênico. No entanto, embora não fosse formalmente treinado, ele era um químico talentoso e, de qualquer modo, sua falta de experiência com arsênico era apenas acadêmica no que concernia a sua primeira aparição perante o investigador Carttar. Não havia tempo para realizar os procedimentos padronizados e, em vez disso, Marsh se voltou para um velho teste subjetivo: ele separou um pouco da borra de café suspeita, jogou-a no fogo e cheirou o ar para ver se conseguia detectar traços de alho. O *Times* descreveu esse fato como Marsh tendo "analisado" o café, o que era certo exagero, e o próprio Marsh mais tarde explicou que chegara à conclusão de que havia arsênico presente por causa do "cheiro peculiar", e não por meio de um teste químico. Foi por isso que, um dia após a morte de George, quarta-feira, o "químico prático" fora incapaz de dar ao investigador qualquer ideia sobre a quantidade de veneno presente.

O PÓ DO HERDEIRO

Na verdade, apenas um ano antes, o toxicologista de Edimburgo Robert Christison recomendara abandonar completamente o teste do alho. No terceiro quarto do século XVIII, ele fora virtualmente o único teste em uso, disse ele, e um "autor respeitável" [Johannes Daniel Reisseissen, em 1781] chegara mesmo a recomendar queimar todo o corpo da vítima, se essa fosse a única maneira de obter a evidência necessária. O "odor aliáceo", contudo, não era prova infalível de que o arsênico estava presente, declarou Christison, assim como sua ausência nada comprovava.

Com o inquérito adiado especificamente para dar tempo ao trabalho forense, Marsh foi capaz de realizar os testes laboratoriais padronizados, não apenas em todas as amostras de Butler, que então incluíam o conteúdo do estômago de George, coletado durante a autópsia, mas também os pacotes de pó branco, as gotas de líquido da garrafa quebrada e a jarra de unguento que o policial Morris encontrara no baú do quarto de Young John e que, por milagre, sobrevivera à farra de Morris no pub. Ainda assim, embora os testes propostos por Marsh fossem mais científicos que aquecer a substância para detectar traços de alho, eles ainda estavam longe de ser infalíveis.

"Por que você acredita que se trata de arsênico branco?", perguntou a defesa de Mary Blandy à testemunha especialista da promotoria, dr. Anthony Addington, referindo-se ao misterioso pó branco que a herdeira de 31 anos admitira ter colocado no mingau de seu pai

Francis. O ano era 1752 e a história, envolvendo uma família abastada, fascinara a nação tanto quanto o caso Bodle.

O advogado Francis Blandy era um viúvo abastado que vivia em Henley-on-Thames, Oxfordshire, e entre os pretendentes à mão de sua única filha estava o honorável capitão William Henry Cranstoun. Dando-se crédito a uma opinião contemporânea ao caso, o capitão dificilmente era um pretendente desejável: "Ele era baixo, seu rosto era sardento e salpicado de marcas de varíola, seus olhos eram pequenos e fracos, com sobrancelhas de um loiro claro, e sua apresentação não era refinada", segundo uma descrição. "Suas pernas eram desengonçadas e ele não tinha nada de elegante." Mesmo assim, foi Cranstoun quem Mary escolheu e, como filho de um nobre escocês, ele inicialmente se mostrou aceitável para Francis.

O primeiro sinal de problemas surgiu quando se descobriu que Cranstoun era inconveniente como futuro marido: de fato, ele já era casado e tinha um filho. Quando um oficial de justiça se apresentou à porta de Blandy exigindo saber o paradeiro do capitão, a oposição de Francis se tornou absoluta. Pouco depois de divulgar suas opiniões, o advogado foi atacado por problemas estomacais cada vez piores e morreu após alguns dias. Mary então admitiu que misturara certo pó branco à comida do pai. Ela disse que Cranstoun lhe dera o pó, afirmando que se tratava de uma poção mágica que faria com que Francis concordasse com o casamento.

Quando o dr. Addington, que não era químico, mas sim médico da família Blandy, foi questionado sobre por que acreditava que a "poção mágica" era arsênico branco, ele respondeu: "Esse pó possui uma brancura láctea, assim como o arsênico branco. Ele é arenoso e quase insípido, assim como o arsênico branco. Parte dele flutua na superfície de água fria como um pálido filme sulfuroso, mas a maior parte afunda e permanece insolúvel e o mesmo se verifica com o arsênico branco."

Addington então descreveu o primeiro dos testes que realizara com o pó, o mesmo teste que James Marsh usara na borra de café. Ele jogara a substância suspeita sobre uma chapa metálica quente. O arsênico "sobe inteiramente em uma grossa fumaça branca que fede a alho e então cobre o ferro frio com flores brancas", explicou o médico. Na verdade, é o elemento arsênico, e não o trióxido de arsênico ou arsênico branco, que produz um distinto cheiro de alho quando aquecido, mas, como o arsênico branco pode ser reduzido a seu estado elementar quando atinge certa temperatura, Addington e Marsh podem muito bem ter sentido o cheiro. As "flores brancas" se referem ao arsênico branco, que forma um depósito sobre o ferro quando o elemento arsênico, que é branco, se combina com o oxigênio e resfria.

Ainda acreditando que estava lidando com arsênico, Addington partira para o que se conhecia como testes de cor. Ele fervera 650 miligramas do pó em 100 mililitros de água, filtrara e colocara o líquido resultante em cinco copos. "Em um copo, adicionei algumas gotas de espírito de sal amoníaco [sais voláteis ou de cheiro]; em outro, um pouco de lixívia [solução de carbonato de potássio]; em um terceiro, vitríolo [ácido sulfúrico]; no quarto, espírito de sal [ácido hidroclorídrico]; e, no último, xarope de violetas [usado para detectar ácidos e alcalinos]."

O espírito de sal amoníaco "atraiu para baixo" algumas poucas partículas de um sedimento pálido, a lixívia "resultou em uma nuvem branca que flutuou um pouco acima do meio do copo", enquanto o vitríolo "endureceu em cristais brilhantes" e o xarope de violetas produziu "uma bela tintura verde-clara".

O médico então realizou os mesmos testes em um pouco de arsênico e encontrou "uma similitude exata entre os experimentos realizados nas duas substâncias". "Eles correspondiam tão exatamente em cada teste que declarei nunca ter visto duas coisas de natureza tão semelhante quanto a decocção feita com o pó encontrado no mingau do sr. Blandy e aquela feita com arsênico branco", declarou Addington. Mary Blandy foi enforcada.

Na época do caso Fenning, em 1815, a ciência havia avançado um pouco. Eliza Fenning, de 20 anos, foi acusada de tentar matar seus empregadores — Robert Turner, um escrivão de Chancery, e sua esposa Charlotte — e sua família. A sra. Turner afirmou que Eliza pedira para fazer bolinhos para o jantar, afirmando que era "muito boa" nesse prato. Os bolinhos foram devidamente servidos com contrafilé e batatas. Quase imediatamente, os presentes sentiram dores no estômago e começaram a vomitar. Às 20h30, o cirurgião local que tratava da família, o sr. Ogilvy, decidiu que precisava de uma segunda opinião e John Marshall foi chamado em sua casa em Half Moon Street, Piccadilly.

Sua primeira visão foi Eliza Fenning caída na escada, aparentemente em agonia. Parando apenas para recomendar que ela bebesse leite e água, Marshall subiu as escadas rapidamente, a fim de atender a família. Eles sentiam como se houvesse "nós" em seus intestinos e o cirurgião tentou oferecer um breve alívio massageando seus ventres com uma flanela aquecida encharcada com láudano. Robert Turner parecia "*in articulo mortis*", a ponto de morrer, seu rosto inchado exibindo a verdadeira "*facies hippocratica*", a aparência de alguém à beira da morte, como descrita pelo médico grego Hipócrates. Gradualmente, contudo, durante os dias seguintes, com os médicos prescrevendo grandes quantidades de fluido com o objetivo de diluir o veneno, os familiares começaram a se recuperar.

Como era comum na época, a acusação se centrou basicamente no motivo, na oportunidade e no comportamento geral da acusada. Charlotte Turner disse que Eliza parecia ressentida desde que ela a repreendera por entrar no quarto de um dos aprendizes de seu marido apenas parcialmente vestida e muito se falou sobre sua falha em ajudar os empregadores quando ficaram doentes. A velocidade de sua própria recuperação foi atribuída ao fato de ela ter comido apenas uma pequena porção de bolinhos, a fim de evitar suspeitas.

Chamado como testemunha especialista, John Marshall descreveu como lavara o vasilhame usado para misturar os bolinhos com uma chaleira de água morna. Ele deixara o líquido em repouso, então o decantara e secara o sedimento que encontrara no fundo. O resultado fora meia colher de chá de um pó branco. "Decididamente, trata-se de arsênico branco", anunciou ele. Charlotte alegou que ninguém além de Eliza estivera na cozinha enquanto os bolinhos estavam sendo preparados e a acusação argumentou que, se eles continham arsênico, Eliza deveria tê-lo colocado lá. Robert Turner disse ao tribunal que notara que os talheres da família estavam muito manchados naquela noite e mostrou ao júri dois exemplos. Perguntou-se a Marshall se o arsênico enegreceria o ferro. "Não tenho dúvidas", respondeu o cirurgião. Na verdade, estava errado.

O cirurgião disse que, embora tivesse baseado seu diagnóstico inicial de envenenamento por arsênico nos sintomas clínicos dos pacientes, o que era bastante razoável, ele buscara provas científicas. Os bolinhos claramente eram a fonte mais provável para o problema, então Marshall os cortara em fatias finas que revelaram partículas brancas. Ele então colocara uma porção sobre uma moeda polida e apoiara a moeda na lâmina de uma faca, aquecida na chama de uma vela. Enquanto queimava, a porção exalara "inequivocamente um cheiro de alho". Ao resfriar, a superfície superior da moeda continha "uma brancura prateada causada pela fumaça de arsênico" ou, em outras palavras, as flores brancas do dr. Addington.

Marshall então colocara alguns grãos do pó branco retirado do vasilhame em que os bolinhos haviam sido preparados entre dois pratos de cobre, presos com um arame, e os suspendera sobre a lareira. Ao remover os pratos incandescentes do fogo, o cheiro de alho novamente fora "altamente perceptível", ao passo que, ao esfriarem, os pratos haviam liberado a típica fumaça branca do arsênico e, novamente, exibido uma brancura prateada.

Para os testes de cor, Marshall, ao contrário de Addington, voltara-se para um especialista. Joseph Hume, um químico baseado em Long Acre, Covent Garden, desenvolvera o que se tornara conhecido como teste da prata cerca de vinte anos antes. Hume pingara uma solução do pó de Marshall em um copo e acrescentara nitrato de prata. O "teste da prata" produzira uma nuvem amarela que gradualmente transformara a solução transparente em um amarelo opaco, disse Marshall, um experimento "belo e altamente satisfatório que provou, infalivelmente, que o pó era arsênico branco". O químico então adicionara sulfato de cobre a outra porção da solução. O resultado fora um precipitado de arseniato de cobre conhecido como verde de Scheele.

Marshall fora até Old Bailey armado com suas amostras e pronto para demonstrar seus experimentos ao júri, mas o tribunal não tinha tempo a perder. "Lamento a falta de oportunidade de comprovar [...] ao menos dois desses experimentos — o nitrato de prata e o sulfato de cobre —, pois eles removeriam qualquer dúvida", dissera o cirurgião.

Preocupações com o veredito de culpa postergaram a execução por três vezes, mas o Ministério do Interior enfim declarou a condenação segura e Eliza morreu. Quando ela se inclinou sobre o patíbulo para sussurrar no ouvido do capelão, muitas pessoas acharam que o temor por sua alma finalmente produzira uma confissão, mas o "ordinário" de Newgate mais tarde revelou que, ao contrário, ela estivera freneticamente reafirmando sua inocência.

Um dos mais enérgicos apoiadores de Eliza era um escritor chamado John Watkins, que publicou uma detalhada refutação da acusação. Watkins calculou que, se a camada de massa deixada no vasilhame de fato produzira meia colher de chá de arsênico, então os quatro bolinhos e meio que haviam sido consumidos deveriam ter contido um total de 116 gramas de veneno. Como 0,3 grama era suficiente para destruir qualquer ser humano, o quarto de bolinho que a sra. Turner ingerira seria capaz de matar dez pessoas, e o bolinho e meio ingerido por seu marido, outras 120. Mas, como ninguém morrera, o único modo de explicar a grande quantidade de arsênico recuperada por Marshall era

O PÓ DO HERDEIRO

o fato de o pó ter sido polvilhado sobre a massa depois que ela estava pronta, e não durante a mistura. Assim, Eliza não fora a única pessoa com a oportunidade de cometer o crime e a insistência da sra. Turner de que ninguém entrara na cozinha enquanto Eliza preparava a mistura era irrelevante.

Watkins então fez uma série de perguntas a Marshall: o que acontecera ao arsênico? Por que ele não fora apresentado ao tribunal? Como o cirurgião sabia que se tratava de arsênico? O que acontecera com os bolinhos restantes — eles haviam sido testados em um cão ou gato? O vasilhame era o único que Marshall examinara? Por que ele não testara a panela utilizada para cozinhar os bolinhos? O que acontecera à água onde eles haviam sido cozidos? Ele perguntara de onde viera a água utilizada na preparação da massa? Inspecionara o vasilhame em que fora recolhida? E a jarra de leite na cozinha? E o pote de onde o sal fora retirado? E quanto ao tempero?

Quanto às respostas de Marshall sobre os talheres, Watkins tinha uma objeção mais ampla: "Não é verdade que o arsênico é capaz de enegrecer uma faca. O sr. Marshall estava consciente de que prestara depoimento sob juramento, depoimento que, sendo ele um profissional, o júri assumiria ser a verdade?"

Para John Gordon Smith, lutando para tornar a ciência forense compulsória para estudantes de medicinal, o caso Fenning foi um presente. Em uma de suas primeiras aulas, ele apresentou duas caixas, uma contendo uma faca que fora coberta com arsênico durante dez horas e outra contendo uma faca que fora imersa em nozes em conserva. Em um gesto dramático, ele então revelou uma faca imaculada da caixa de arsênico e uma enegrecida da conserva.

Na época em que James Marsh começou a trabalhar no caso Bodle, os testes para detectar a presença de arsênico haviam sido amplamente padronizados em um teste de redução e precipitados. A redução se baseia no fato de que quando o arsênico branco é aquecido, ele perde oxigênio, ou seja, é reduzido. Se isso é feito em um tubo aberto, o oxigênio escapa, deixando arsênico metálico no vidro, em uma forma que parece um espelho, um depósito negro e levemente brilhante. Se o "espelho" é aquecido lentamente, o arsênico reganha oxigênio e o óxido de arsênico branco surge no tubo mais uma vez.

Os testes de precipitados funcionam da mesma maneira que os testes de cor de Addington, mas, em 1833, os químicos se apoiavam amplamente em três compostos químicos para obter seus resultados: o teste de nitrato de prata de Hume, que produz um precipitado amarelo na presença de arsênico; o sulfato de cobre, que Hume também usou no caso Fenning e que produz o verde de Scheele; e o sulfeto de hidrogênio, um gás que, injetado na solução, produz sulfeto de arsênico amarelo na presença de arsênico.

Não está claro se James Marsh usou os testes de precipitados nas amostras de Bodle — os editores de jornais acharam, talvez incorretamente, que os leitores não estavam interessados nos detalhes técnicos. Se ele o fez, foi apenas para corroborar os resultados de seu método principal: o teste de redução, reduzindo o arsênico branco a seu estado elementar e então revertendo o processo.

George Bodle se provou uma espécie de decepção do ponto de vista químico: Marsh não encontrou nada remotamente suspeito no conteúdo estomacal ou no vômito do velho (de qualquer modo, mais tarde a sra. Lear admitiu que, com tantas pessoas doentes, ela não tinha como ter absoluta certeza de que a amostra viera de George Bodle). Da mesma forma, o material da chaleira que o vaqueiro Henry Perks esvaziara no jardim não apresentou resultados, a despeito de Marsh tê-lo examinado "com grande cuidado". Mas, segundo ele, depois de Henry ter repetidamente esfregado e enxaguado a chaleira, mesmo que ela antes contivesse gramas e gramas de arsênico, provavelmente seria impossível detectá-lo.

A crosta na jarra de café no armário da saleta, que John Butler preservara tão cuidadosamente, tampouco produziu resultados e, embora o químico achasse que conseguira detectar uma pequena quantidade de veneno no unguento do baú de Young John — unguento que o acusado já admitira conter arsênico —, ele não podia dizer com certeza. O café do chalé dos Bings, contudo — que produzira o "cheiro peculiar" quando Marsh jogara uma amostra no fogo na noite em que George Bodle morrera —, mostrou-se mais compensador, como ele estava prestes a explicar.

Seus métodos eram ligeiramente mais refinados que os de Addington e Marshall, mas ainda rudimentares e imprecisos; a diferença era que Marsh sabia disso. Em 1824, Robert Christison pedira cuidado em relação aos testes em matéria orgânica. Na maioria dos casos médico-legais, o analista trabalhava com partes do estômago e seu conteúdo e os testes corriam o risco de se verem "cercados de muita dificuldade e incerteza".

Assim, a despeito da insistência do investigador Carttar em gastar os fundos da paróquia em testes químicos, o fato era que, mesmo oito anos depois da morte de Francis Blandy, a melhor maneira de comprovar morte por envenenamento por arsênico ainda era estudar os sintomas da vítima enquanto ela ainda estava viva e/ou a aparência de seu sistema digestivo e outros órgãos durante a autópsia.

Desse modo, na segunda-feira seguinte, 11 de novembro, com a autópsia e os testes de James Marsh completos, o inquérito sobre a morte de George Bodle pôde ser retomado. Desde cedo, uma multidão excitada se reuniu do lado de fora do Plume of Feathers. O salão no primeiro andar do pub, reservado para os procedimentos, era amplo, mas assim que o investigador assumiu seu lugar, o tribunal ficou lotado, com pessoas sentadas nas escadas e tentando ouvir o que se passava.

O PÓ DO HERDEIRO

Os magistrados do condado, o reverendo doutor Watson, que emitira o mandado de prisão de Young John, e o senhor Stace estavam presentes, assim como "vários outros residentes influentes de Plumstead, Woolwich, Greenwich e vizinhanças", de acordo com o *Morning Chronicle*. Se esperavam um show emocionante, não ficariam desapontados.

12
ELA NÃO ARRISCARIA SUA ALMA

O inquérito Bodle se provou uma maratona, ocupando toda a semana até tarde da noite na sexta-feira, com os jornais registrando os procedimentos quase que minuto a minuto. O provável assassinato de um dos membros de uma família abastada e respeitada e o possível enforcamento de outro membro dessa mesma família haviam capturado a imaginação da nação e o jovem e inexperiente investigador estava sob pressão para fazer a coisa certa. Consequentemente, Carttar permitira que os advogados inquirissem as testemunhas sobre os tipos de detalhes mais comuns em julgamentos criminais, sempre interferindo quando percebia uma inconsistência. (Nem sempre faria isso. Dez anos mais tarde, um jornal escreveria com admiração sobre sua habilidade de participar de cinco inquéritos em uma hora.)

A primeira testemunha foi a criada de Middle John, Mary Higgins. Mary estivera no abrigo durante toda a semana, por ordem dos magistrados, para impedir que conspirasse com outras testemunhas, em especial seu patrão, Middle John. William Nokes, o advogado da paróquia de Plumstead, conduziu-a por seu depoimento. Ela começou descrevendo como encontrara Young John acordado e vestido, esperando ao lado do fogo na manhã de sábado, e como ele partira em direção à fazenda de George Bodle assim que amanhecera. Então ela relatou o que acontecera à noite, quando Middle John voltara após receber seu salário.

— Ele disse que toda a família estava muito doente e que o médico dissera que haviam sido envenenados. Minha patroa disse: "Quem faria algo assim?" Young John, que permanecera em seu quarto durante a maior parte da tarde, ouviu o alvoroço e abriu a porta, querendo saber qual era o problema. Ela dissera: "O patrão disse que o sr. Bodle e toda a família estão doentes e foram envenenados." Ele não respondeu e fechou a porta do quarto novamente — disse ela ao tribunal.

Então foram apresentadas as evidências que haviam conduzido à prisão de Young John. No dia em que a família adoecera, entre o almoço e o chá, Mary ouvira o prisioneiro dizer que não se importaria em envenenar qualquer um de quem não gostasse.

— Ele disse isso a minha patroa. Minha patroa disse que ela não arriscaria sua alma por ninguém. O prisioneiro respondeu: "Oh, eu não me importaria. Deixe-me pôr as mãos em algo assim e você verá." Minha patroa disse que ele estava falando por falar.

E havia mais.

— Ouvi o prisioneiro dizer, certo dia da semana anterior, que gostaria que seu avô morresse, pois então ele receberia mil ou cem libras por ano, não sei qual. — Com o salário médio para criadas como Mary muito mais baixo que as 6 libras por ano que suas equivalentes em Londres podiam esperar, sua falta de clareza sobre quanto Young John poderia receber não era surpreendente; as quantias estavam além de sua compreensão. — Minha patroa disse: "Meu Deus, John, como você pode falar assim?", e o prisioneiro respondeu que gostaria que o avô morresse em um dia e o pai no dia seguinte. Eu disse que um deveria morrer em uma semana e o outro, na semana seguinte. O prisioneiro respondeu: "Sim, também pode ser assim." — Mais tarde, Mary afirmaria que, na mesma conversa, também ouvira a sra. Bodle desejar que o marido estivesse morto.

Um dia depois de a família ficar doente, Mary, com seus ouvidos apurados, aparentemente também ouvira outro misterioso trecho de conversa entre mãe e filho.

— No domingo à noite, por volta das 21 ou 22 horas, depois que minha patroa voltara da casa do falecido, ela disse ao prisioneiro: "Acho que os Baxter comentarão o fato de você ter chegado tão cedo para o leite." Ele respondeu: "Acho que não. Você será a primeira a mentir sobre isso." Minha patroa respondeu: "Por Deus, John. Se você fez algo, eu não sei de nada."

Nokes então se voltou para o dia após a morte do velho. A garota respondeu:

— Na manhã de quarta-feira, meu patrão quis que eu me levantasse muito cedo. É muito incomum que ele queira que eu me levante tão cedo. Por volta das 5 horas, meu patrão foi até a cozinha. Ele disse que Sophia e Perks estavam acusando John de ter enchido a chaleira. Eu disse a ele que ouvira Young John dizer que desejava que o pai e o avô estivessem mortos e que não se importaria de envenenar qualquer um de quem não gostasse.

A essa altura, Young John já tinha seu próprio advogado, James Colquhoun, sócio de William Nokes. Os dois dividiam um escritório na elegante Rectory Place, Woolwich, onde três anos mais tarde o cirurgião John Butler passaria a morar. Entre si, os dois advogados cuidavam de grande parte do trabalho legal em Plumstead e Woolwich.

Depois de ter sido tratada com gentileza por um simpático Nokes, Mary estava se sentindo muito mais confiante do que quando entrara no salão pela primeira vez e, dessa maneira, não estava preparada para o sr. Colquhoun. Ele começou com bastante suavidade, fazendo-lhe algumas poucas perguntas sobre o dia em que seu patrão a acordara às 5 horas e eles haviam sentado juntos na cozinha fria, com a esposa e os filhos de Middle John dormindo no andar de cima. Mas então o tom do advogado se tornou cada vez mais agressivo, até que finalmente ele se voltou contra ela, sugerindo que todo seu depoimento sobre Young John discutindo venenos era um emaranhado de mentiras criado pelo pai dele. Mary prontamente começou a chorar e, de acordo com o repórter da *Maidstone Gazette*, "chorou amargamente e, durante muito tempo, nada pôde ser obtido em adição a seu depoimento anterior".

O sr. Colquhoun então se voltou para o relacionamento de Mary com Middle John e seu filho. Não era verdade que ela tratava o patrão com grande familiaridade? Não mais do que era apropriado. Não era verdade que ela se insinuara para o prisioneiro e ele se queixara sobre seu comportamento? Não que ela tivesse ouvido. Ela não batia constantemente à porta de seu quarto? Somente para acordá-lo. Ela não entrava em seu quarto enquanto ele ainda estava na cama? Apenas para arrumar a cama. Ela não pregara uma peça com os lençóis de sua cama? (Arrumando os lençóis de maneira que era impossível se deitar, como prestativamente informou a *Maidstone Gazette*.) Somente uma vez, e não significara nada. Ela não entrara em seu quarto enquanto ele estava nu e ele não dissera a ela para sair? Ele não estava nu, apenas sem casaco, e ela deixara o quarto assim que colocara a colcha na cama. O sr. Colquhoun então lhe pediu para repetir a conversa que, segundo ele, tivera lugar recentemente em Charlton Lane. "É uma pena que você não tenha nada melhor a fazer que me perguntar coisas assim", disse Mary ao advogado, antes de começar a chorar mais uma vez. Tendo sugerido que Mary faria qualquer coisa que Middle John pedisse, incluindo ajudar a destruir seu filho, pois ela mantinha um relacionamento sexual com um deles e fora rejeitada pelo outro, o advogado finalmente deixou a incoerente garota descer do banco de testemunhas.

Com revelações como essa, o salão no Plume of Feathers continuou lotado, "quase a ponto de sufocação", de acordo com um repórter, e um irritado Carttar tinha de repetidamente ordenar que o bedel abrisse o caminho até a porta, pois a multidão estava se aglomerando de maneira tão compacta contra a mesa que os jurados estavam a ponto de cair das cadeiras.

Após as discussões sobre quem deveria pagar pelo time de cientistas de Charles Carttar, é claro que havia grande interesse pelo que eles teriam a dizer. O dr. Solly foi o primeiro a prestar depoimento e repetiu sua opinião de que a morte do fazendeiro se devera "a distúrbio generalizado da constituição causado pela introdução de alguma substância irritante no estômago" e a substância irritante era arsênico.

Então James Marsh foi chamado novamente. A essa altura, ele já tinha os resultados dos testes laboratoriais e disse ao tribunal que não encontrara nada conclusivo em nenhuma das amostras — com uma importante exceção. Ele era capaz de afirmar que os 250 mililitros de café consumidos por George Bodle continham arsênico suficiente para matá-lo. Nos 140 mililitros de café que a sra. Lear recolhera no chalé de sua filha e entregara a John Butler, Marsh encontrara entre 260 e 388 miligramas de veneno. A chaleira dos Bodle tinha capacidade para 7,5 litros e, assim, Marsh acrescentara arsênico a 7 litros de água, na proporção de 1 miligrama de arsênico para cada mililitro de água. A consistência da mistura parecia muito similar à do café dos Bodle, mas, em relação a esse ponto, advertiu, ele era "obrigado a falar com grande latitude".

O próximo no banco de testemunhas foi Middle John e, desde o início, o pai do acusado continuou de onde Mary Higgins havia parado, com uma narrativa que parecia estar continuamente apertando a corda em torno do pescoço de seu filho. Young John voltara tarde naquela manhã de sábado, disse ele ao investigador, e era incomum que ele buscasse o leite; normalmente, um dos garotos da fazenda o apanhava. Ele com certeza nunca vira o filho com uma lata de leite. "Ele foi e voltou durante o dia, mas não sei para onde." Ele não soubera sobre a viagem de Young John a Londres naquele dia, mas jamais perguntava ao filho sobre seu paradeiro. "Às vezes, ele fica fora por dois ou três dias e não sei aonde vai. Não me importo com isso", disse Middle John.

Quanto a seus próprios movimentos durante aquele crucial intervalo de tempo, na tarde de sexta-feira, antes que a família ficasse doente, ele trabalhara na horta do pai ao lado de seu chalé, a alguma distância do casarão. Terminara o trabalho por volta das 17 horas e fora para casa. Não fora até a casa do pai naquela noite nem passara do portão. Na manhã de sábado, levantara-se mais tarde que o habitual, por volta das 7h30, e fora direto até o campo comunitário para cuidar das ovelhas, onde permanecera até as 9 horas.

O investigador então se voltara para o dia seguinte à morte de George: era verdade que ele dissera a Mary Higgins para se levantar mais cedo naquela manhã e que eles haviam conversado na cozinha, à luz de velas? Não, não era, disse Middle John. Ele não tinha o hábito de conversar com Mary Higgins "mais do que um patrão conversa com a criada". Ele acreditava ter sido o primeiro a se levantar naquela manhã, mas ele se lembrava de ter visto Mary a certa altura. Então começou a relatar a conversa que haviam tido, a despeito de sua negativa anterior de ter falado com ela. Ele perguntara quem recolhera o leite no sábado e ela dissera que havia sido Young John. Ele não tivera nenhuma razão particular para perguntar. "Não sei o que me levou a isso. Nunca fiz essa pergunta antes." Quando o investigador reagiu com incredulidade, Middle John mudou a história. Ele perguntara "em consequência de algo que meu pai dissera em seu leito de morte". Ele também mencionara outra questão a Mary, novamente sem razão aparente. Ele perguntara se Catherine e Young John haviam tido "alguma conversa" durante a semana e Mary dissera que sim. "Perguntei do que se tratava e ela disse que fora a respeito de cozinhar alguma coisa em uma xícara. Não perguntei a ela o que estava na xícara, pois não me dizia respeito. Ela disse que minha esposa e John haviam conversado muito sobre ferver aquela coisa."

Middle John então relatou a conversa que tivera com o pai moribundo enquanto estivera sentado ao lado de sua cama e segurando sua mão e que, segundo ele, o levara a questionar Mary Higgins sobre o leite.

— Eu perguntei a ele se ele sabia quem fizera aquilo. Ele disse que sabia que não fora eu. E disse: "Foi seu filho John. Estou convencido de que foi ele."

Quanto a por que fizera a pergunta, Middle John disse:

— Porque se relatou que ele havia sido envenenado e se falava sobre isso nas ruas.

— Você disse alguma coisa em resposta?

— Não, não disse nada.

— Por que você não disse nada a seu pai quando ele acusou seu filho?

— Ele estava morrendo e, como eu estava muito agitado, não pensei mais sobre o assunto.

A sra. Lear estivera do outro lado da cama quando George Bodle acusara Young John de tê-lo envenenado, concordou Middle John, mas ele não achava que ela tivesse ouvido a conversa. "Ele falou em um tom de voz muito baixo e eu mal conseguia ouvir o que ele dizia. Fui obrigado a colocar meu ouvido perto de sua boca." Segundo Middle John, ele contara a Henry Mason, George Wassell e Samuel Baxter o que seu pai dissera antes de procurar o magistrado. Mas, quando as faxineiras, as senhoras Lear e Wooding, foram chamadas, elas contradisseram sua versão dos eventos. Elas haviam estado constantemente ao lado da cama do velho enquanto ele morria e, se a conversa com Middle John tivesse ocorrido, elas teriam ouvido. A sra. Wooding acrescentou que em nenhum momento Middle John abaixara a cabeça para conversar com o pai. Baxter, Wassell e Mason também negaram que ele estivesse repetido a conversa.

Nesse momento, um jurado, o auxiliar de sacristia de Plumstead, Peter McDonald, interrompeu para dizer que encontrara Middle John na manhã após a morte do velho e que ele lhe dissera que se suspeitava que o fazendeiro fora envenenado por alguém de sua própria família. Middle John olhou para o investigador:

— O sr. McDonald perguntou como estava meu pai. Eu disse que ele estava morto, que se acreditava que fora envenenado e que eu tinha fortes informações sobre quem fizera isso.

— Você não disse que sabia sobre um complô e como ele seria levado a termo? — perguntou McDonald.

— Ele me perguntou se eu sabia quem fizera aquilo — foi a resposta. — Eu não disse nada sobre um complô. — Mas, voltando-se para McDonald, Middle John acrescentou: — Eu disse a você que suspeitava ou que estávamos investigando.

O genro em que Bodle tanto confiava, Samuel Baxter, então disse ao tribunal que, um dia antes dele morrer, ele contara ao velho fazendeiro que as pessoas estavam dizendo que ele fora envenenado, mas seu sogro não lhe confiara nenhuma suspeita. Baxter acrescentou que, na quarta-feira, ele ouvira Middle John repreendendo Judith Lear por dizer que a família fora envenenada, o que o surpreendera, pois era uma fofoca corrente.

O PÓ DO HERDEIRO

Em sua posição como executor do testamento de George Bodle, Baxter foi questionado sobre seu conteúdo. Ele disse ao investigador Carttar que Middle John "receberia propriedades" no caso da morte de Ann Bodle. A idosa senhora era muito frágil e sofria de muitos males, de acordo com John Butler, e, nesse caso, não era provável que sua morte demorasse muito. De fato, Ann morreria três anos depois. Baxter continuou e contou ao investigador sobre a herança de Young John, seu irmão George e sua irmã Mary Andrews. O que Baxter não mencionou foi que ele e seu filho mais velho, William, também receberiam vários hectares de terra, ao passo que sua esposa Mary-Ann e seus outros filhos herdariam ações muito valiosas.

Avaliando as contraditórias histórias sobre quem dissera o que e quando, o investigador chamou Middle John novamente e o interrogou com firmeza. Primeiro, Middle John repetiu sua alegação de que o pai suspeitara de Young John. Mas então disse que não contara isso a Baxter, Wassell e Mason, mas somente repetira o que Mary Higgins dissera. O investigador insistiu:

— O senhor disse, em seu depoimento, e eu tenho as notas aqui, que o senhor se comunicara com os senhores Baxter, Wassell e Mason [...]. O senhor afirmou que o sr. Baxter lhe dissera, na noite de segunda-feira, que seu pai fora envenenado e que esse envenenamento fora registrado. Como o senhor pretende conciliar essas duas declarações?

— Foi em consequência do que o sr. Baxter dissera que eu perguntei a meu pai se ele achava que havia sido envenenado e ele respondeu que sim, ele achava que tinha sido.

— Ora, eis outra contradição em seu depoimento. O senhor está ciente de sua situação atual?

— Sim, senhor, estou.

— Então, o que o senhor disse ao sr. Baxter?

— Não consigo me lembrar exatamente.

— Sua situação parece ter produzido muito pouca impressão em sua mente. O que o senhor disse a ele?

— Eu disse a ele o que a garota me dissera, a respeito de meu filho falar em se livrar de mim.

Então chegou a vez do advogado de Young John, o sr. Colquhoun, que queria saber mais sobre os movimentos de Middle John na crucial noite de sexta-feira, antes de a família ficar doente. Ele de fato fora para casa às 17 horas, como já testemunhara, disse ele, mas quando o sr. Colquhoun o pressionou, ele admitiu que saíra novamente, às 20h30 ou 21 horas, e fora até o Plume of Feathers ou o Green Man, onde provavelmente ficara durante duas horas, mas não conseguia se lembrar com precisão. E, quanto a não ter se aproximado da casa do pai, embora ele acreditasse ter ido até o Prince of Orange naquela noite, que ficava na direção oposta ao casarão, saindo de seu chalé, ele não podia jurar que o fizera. "Não me lembro de ter atravessado o portão da casa de meu pai, mas, se fui até o Green Man, então devo ter passado", disse ele ao advogado.

Carttar interveio nesse momento para perguntar se ele se levantara no meio da noite e descera as escadas.

— Não posso jurar que não fiz isso — disse Middle John —, mas, se foi o caso, deve ter sido para abrir a porta para meu outro filho. — Ele se recusou a elaborar, mas insistiu que, mesmo que tivesse se levantado no meio da noite, não deixara a casa. "A testemunha foi interrogada durante algum tempo sobre essa questão", relatou o *Morning Chronicle*.

No segundo dia do inquérito reaberto, terça-feira, 12 de novembro, o investigador e o júri novamente empreenderam a longa jornada pela rua principal até a fazenda de Bodle, onde, dessa vez, inspecionaram a cozinha e a saleta. O objetivo principal da visita, contudo, era conversar com a viúva. Eles foram conduzidos até a sala particular de Ann Bodle e foram recebidos com alguma formalidade pela velha senhora, sentada em uma poltrona ao lado do fogo e vestindo trajes de luto. "Ela parecia estar gravemente enferma devido a sua idade avançada, mas em total posse de suas faculdades e perfeitamente consciente do objetivo da visita do júri", disse o *Times*.

A despeito da firme posse de suas faculdades — ou talvez por causa disso —, Ann foi de pouca ajuda. Ela relatou os eventos do sábado em que a família ficara doente. Ela vira Middle John brevemente naquela noite, quando ele viera receber seu salário, e sua esposa quando ela chegara para perguntar sobre seu estado, mas não o neto. Seu marido dissera que havia alguma coisa na água. Ele não mencionara o filho ou o neto, mas ele falava pouco, mesmo nas melhores circunstâncias. Ela chorou e "pareceu bastante afetada" ao descrever como deixara sua cama para ver o marido logo antes de ele morrer e como eles haviam rezado juntos.

Ela descreveu como a família utilizara o restante do café e do açúcar naquela manhã e como ela tivera de utilizar açúcar em cubos. Estava bastante certa de que o marido não entregara sua chave do armário de café a ninguém, nem tampouco ninguém poderia ter pegado a sua, pois ela sempre colocava seus bolsos debaixo do travesseiro quando ia para a cama. (Por "bolsos", ela queria dizer uma pequena bolsa de tecido que usualmente era carregada apenas por mulheres que não podiam pagar por uma bolsa de couro. George e Ann provavelmente viam o couro como uma extravagância desnecessária.)

— A senhora precisa me entregar essa chave — disse Carter.

— Mas eu preciso dela.

— Mas a senhora possui outra.

— Não, não possuo. Ela está com o sr. Baxter.

Samuel Baxter então mostrou um molho de chaves, uma das quais ele admitiu ser do armário de café. Ele disse que as retirara do bolso do sogro após a morte do velho. Mas não disse por quê.

Ann então foi questionada sobre o relacionamento entre seu marido e o neto. Os dois se davam razoavelmente bem, disse ela, e ela nunca vira o garoto ofender o avô. Quando lhe perguntaram por que George proibira o neto de trabalhar em suas terras, ela disse que era apenas porque seu marido não o julgara forte o bastante para aquele tipo de trabalho. Não houvera briga; de fato, após o incidente o velho pagara ao garoto para ajudar com o feno. Ela não sabia nada sobre um George moribundo dizendo à sra. Lear que Young John não deveria apanhar o leite e disse ter certeza de que ela teria mencionado se tivesse recebido ordens para expulsar o garoto da fazenda. Na verdade, ele raramente ia até o casarão e, quando o fazia, ia apenas até a lavanderia e nem ela nem o marido o viam porque ele sempre "sumia". O sr. Nokes se prendeu a esse ponto: "O que a senhora quer dizer ao afirmar que John sumia e não era visto pelo avô?" Mas a velha senhora tinha outra explicação inocente: "Porque seu avô achava que ele não devia ficar aqui, atrapalhando as garotas."

Quando a ação retornou ao Plume, os observadores tiveram outra surpresa na forma de confrontos entre Mary Higgins e seus empregadores. Se Middle John e Mary estavam tentando conspirar, falharam miseravelmente. Mary e a esposa de Middle John, Catherine, foram trazidas e forçadas a se sentar frente a frente enquanto Carttar lia a declaração de Mary de que Young John dissera à mãe que não se importaria de envenenar quem quer que o ofendesse. Uma disputa de gritos se iniciou entre as duas mulheres.

— Juro que isso é falso — declarou a sra. Bodle. — Essa conversa nunca aconteceu.

— Aconteceu sim.

— Diga a verdade.

— Estou dizendo a verdade. A conversa aconteceu. Digo com toda certeza que aconteceu.

— E eu nego com veemência.

Carttar então se voltou para a alegação de que Young John desejara que o pai e o avô estivessem mortos. "Juro que tal conversa não aconteceu", disse a sra. Bodle, "e, se tivesse acontecido, Mary Higgins não teria ousado ouvir. Nunca, em toda minha vida, ouvi meu filho dizer nada desrespeitoso a respeito do avô."

Em seguida, tratou-se da declaração de Mary de que, quando Young John voltara para casa na noite de domingo, ela ouvira Catherine Bodle dizer que os Baxter comentariam o fato de ele ter enchido a chaleira, acrescentando, "mas, por Deus, se você fez algo, não sei de nada" e John respondendo: "É mais provável que tenha sido você." "Tudo que fiz foi aconselhá-lo a não recolher o leite, pois o mundo é um lugar perverso e as pessoas poderiam comentar a respeito", disse Catherine. E, quanto ao relato de Mary Higgins sobre mãe e filho discutindo sobre o cozimento de uma misteriosa poção no fogo, John recolhera tutano de alguns ossos bovinos e o estava derretendo para fazer pomada para o cabelo. Catherine lhe dissera para parar, pois ela aqueceria o tutano no forno no dia seguinte, e ele lhe pedira para não interferir. Carttar perguntou se, quando Middle John chegara em casa na noite de sábado, ele fora até a cozinha e dissera às duas mulheres:

"Há uma grande confusão na casa de meu pai: eles foram todos envenenados." "Ele disse isso", Catherine Bodle respondeu. Carttar então se voltou para Mary Higgins e, por uma vez, as duas concordaram. "Ele disse isso ou algo semelhante", declarou Mary à corte. Claramente, não havia muita lealdade disponível em relação a Middle John.

A tensão cresceu mais uma vez quando o investigador chamou Middle John e perguntou a ele se, quando a família ainda achava estar sofrendo de cólera inglesa e antes de o cirurgião John Butler fazer seu diagnóstico, ele, Middle John, dissera à esposa que eles haviam sido envenenados.

— Falso — respondeu Middle John.

— O que você tem a dizer, Mary Higgins? — o investigador perguntou.

— Ele disse isso, senhor.

— Falso, eu não disse — gritou Middle John.

Carttar em seguida citou a alegação de Mary de que, na noite em que o velho morrera, Middle John lhe dissera que, no dia seguinte, ela deveria se levantar mais cedo, quando ele a chamasse.

— Juro que jamais disse tal coisa.

— Ela disse que o senhor a acordou às 5 horas na quarta-feira.

— É a maior mentira já dita; eu só me levantei entre 6 e 7 horas.

— Você teve de usar velas para o café da manhã — interrompeu Mary. — Como pode dizer tantas mentiras?

O investigador então perguntou se Middle John dissera a Mary que iria até Woolwich na quarta-feira de manhã, que queria que ela se apresentasse ao magistrado e que Sophia Taylor e Henry Perks suspeitavam de Young John. "Tudo mentira, eu juro", disse Middle John, no que então Mary Higgins gritou novamente: "Ele disse, sim" e seu empregador respondeu: "Como ousa, mocinha falsa?"

O advogado de Young John, James Colquhoun, levou o confronto a um final abrupto e intrigante perguntando a Middle John se ele já estivera na prisão Maidstone. A testemunha claramente não esperava por isso. "Não sei se tenho o dever de informá-lo", foi sua primeira reação, antes de decidir: "Não tenho objeções a contar isso; foi por cortar lúpulo e eu fui inocentado." Dez anos antes, em 14 de junho de 1823, durante as sessões judiciais de verão de Kent, John Bodle fora acusado de

> com uso de força e armas, na paróquia já mencionada, ter, ilegal, maliciosa e criminosamente cortado certos pés de lúpulo [...] pertencentes a Moses Gratwick, causando grande prejuízo ao dito Moses Gratwick, contra os estatutos, em um ato comprovado e contra a paz de nosso Senhor, o Rei, sua Coroa e Dignidade.

A despeito do depoimento de três testemunhas — Moses Gratwick, James Bellingham e William Hodges —, Middle John fora considerado inocente das acusações de vandalismo, mas fora retido em custódia enquanto aguardava julgamento. Não há detalhes de como Middle John acabara acusado, mas uma pista pode ser encontrada na testemunha da acusação William Hodges, como eventos posteriores mostrariam.

O sr. Colquhoun tinha algumas outras questões sobre as interações anteriores entre Middle John e o primeiro jurado John Ward.

— Durante o tempo em que foi empregado do sr. Ward, o senhor não foi acusado de fraude ao vender um cavalo?

— Ele terá seu dinheiro algum dia.

— Também não há algo a respeito de uma conta que o sr. Ward acertou para o senhor?

Dessa vez, a testemunha decidiu que Colquhoun já denegrira suficientemente seu caráter:

— Não responderei a isso. Não tenho o dever de responder tal pergunta — disse ele ao advogado.

13
AH, MINHA POBRE MÃE

Com a tensão em nível crítico, finalmente o investigador Carttar chamou a estrela da vez: o charmoso e indolente Young John Bodle, vestido com roupas da última moda. O sr. Colquhoun começou pedindo a ele que explicasse as visitas matinais que fizera à fazenda, que haviam começado de maneira tão suspeita somente duas semanas antes da morte de seu avô. A história que emergiu foi a de um flerte inocente entre três jovens que começara com Young John pedindo a seu primo, o vaqueiro Henry Perks, para solicitar a Sophia um pouco de creme quando ele fosse apanhar o leite, e Sophia respondendo que ele ganharia creme se fosse buscá-lo. Assim começou um padrão de ajuda à vivaz Sophia e à bela e surda-muda Betsy com seus deveres: abrindo as portadas, enchendo a chaleira, acendendo o fogo, batendo manteiga e desnatando leite no celeiro. E também "algumas brincadeiras", como ele as chamou, "fazendo travessuras" usando as pesadas botas do avô e a touca e o vestido da avó para divertir Betsy e acordando Sophia ao bater em sua janela com um galho.

No dia crucial, sábado, 2 de novembro, ele levantara cedo demais, confundindo a luz da lua com o amanhecer, e saíra para buscar o leite, mas então ouvira um relógio badalar as 5 horas e voltara para casa a fim de esperar pela aurora. Mary Higgins então entrara na cozinha e, logo depois, ele fora para a casa do avô. Lá, encontrara Betsy no portão de trás. A chaleira estava do lado de fora da porta da cozinha e a porta da lavanderia estava aberta. Ele encontrara Sophia na cozinha, limpando o fogão, e perguntara se podia ajudar. Ela dissera: "Você pode fazer seu antigo trabalho, se quiser, e encher a chaleira." Ele levara a chaleira até a bomba no quintal, jogara fora a água que continha, a enchera novamente e a colocara ao lado da porta da cozinha. Ele a teria colocado sobre o fogo, mas Sophia ainda não o havia acendido.

Ele estivera sentado por alguns minutos quando alguém batera à porta. Era um mendigo. Ele dissera ao homem que não tinha nada para dar porque a família ainda não se levantara. Sophia vira o homem e perguntara quem era. (Mais tarde, Sophia diria ao investigador que não sabia nada sobre um mendigo.) Ele estava prestes a partir quando Sophia se queixou de que ele não completara sua tarefa e lhe disse para pegar a chaleira e colocá-la no gancho. Ele então pegara algum leite e fora para casa. Ao abrir as venezianas, ouvira o sino do Arsenal. Nesse momento, o magistrado William

O PÓ DO HERDEIRO

Stace, de Woolwich, interrompeu para dizer que o sino do Arsenal não tocava aos sábados desde 1º de outubro. Young John disse estar certo de que se tratava do sino do Arsenal.

Perguntado sobre o arsênico que o policial Morris encontrara em seu baú, respondeu que o usava para tratar "a coceira". Ele colocava 15 gramas em uma garrafa e misturava com 170 mililitros de água e aplicava na pele com um pedaço de pano. Ele usava o líquido durante o dia e, à noite, aplicava o unguento, feito de 120 gramas de banha e 15 gramas de arsênico, que então espalhava com os dedos. Ele vinha usando arsênico dessa maneira havia quatro anos. "Às vezes, fico sem usar durante um mês, mas quando a doença piora, uso duas ou três vezes por dia." Previamente, usara raiz de heléboro (igualmente venenosa), "mas encontrei mais alívio no arsênico que em qualquer outra coisa". Ele comprara o veneno do sr. Evans com esse objetivo. "Eu abri um pacote, mas não o outro. Já tive uma cafeteria em Londres, mas deixei a cidade dois anos atrás e trouxe algum arsênico comigo. A quantidade que comprei em Londres durou dois anos, juntamente com as outras coisas que usei."

"A coceira" era sarna, vista então, como hoje, como vergonhosa por sua aparência desagradável e sua associação com más condições de higiene. A alergia encaroçada é uma reação a um ácaro, *Sarcoptes scabiei*, que cava sob a pele e deposita ovos. Esses ovos eclodem, gerando um ciclo difícil de quebrar. A comichão das feridas provoca intenso desejo de coçar, que frequentemente leva a infecção bacteriana, tornando a pele ainda mais quente e irritada. No século XIX, não havia medicamentos efetivos e a condição era recorrente.

O cuidado de Young John com a pele era característico de um homem que vestia roupas elegantes nas profundezas da área rural de Kent e aquecia tutano para pentear o cabelo. Mulheres, é claro, usavam arsênico como cosmético havia séculos, fosse de maneira tópica, como pasta, assim como fazia Young John; fosse ingerindo doses subtóxicas, mas, no século XIX, os médicos o prescreviam para praticamente tudo, desde asma até tifo, malária, cólicas menstruais, vermes, anemia, sífilis, nevralgia, enfim, como panaceia generalizada. Em uma reunião da Sociedade Médica de Westminster em 1829, um membro veterano descrevera o arsênico como um dos tônicos mais poderosos. Após ingeri-lo, as pessoas sentiam "uma excitação incomum do sistema" e toda sua estrutura ficava "tensa, como um instrumento musical muito retesado".

A mistura favorita era uma marca registrada chamada Fowler's, desenvolvida para tratar o que era conhecido como maleita (febre e calafrios, usualmente relacionados à malária) por um médico de Staffordshire de mesmo nome, em 1786. Uma solução de 1% de arseniato de potássio, a Fowler's ainda estava sendo prescrita nos anos 1930, mesmo que, cem anos antes, o eminente cirurgião Sir Astley Cooper tivesse dito a seus alunos: "Os efeitos nocivos que esse medicamento produz [...]

frequentemente nos levam a lamentar sua utilização." De fato, com muita frequência os pacientes morriam em função da "cura": uma autópsia realizada em um homem de 63 anos que sofria de câncer na língua e recebera arsênico durante dez dias concluiu: "O medicamento, e não a doença, pôs fim a sua existência." E, após recomendar Fowler's como um tônico poderoso e um tratamento efetivo para maleita, dor de cabeça intermitente, lepra e "outras doenças cutâneas persistentes", uma farmacopeia dos anos 1830 mencionava, casualmente, que ela era contraindicada durante a gravidez, "pois pode produzir aborto ao destruir a vida do feto".

Outra farmacopeia, de coautoria do toxicologista de Edimburgo Robert Christison, observava que muitos médicos estavam seguindo a prática de certo dr. Blackadder e empregando Fowler's para tratar gangrena adquirida em hospital, aplicando a solução no local afetado em intervalos frequentes até que a superfície estivesse coberta de pele morta.

Já em 1809, havia dúvidas sobre a eficácia do arsênico. "Ele certamente produz, em certas ocasiões, uma salutar mudança na aparência da ferida", disse o *The London Medical Dictionary*, antes de acrescentar: "Mas tivemos razões para lamentar o fato de a mudança não ser permanente."

Mesmo assim, tanto homens com treinamento médico quanto charlatões continuaram a utilizar arsênico em várias preparações tópicas. A "receita da srta.

Plunketnet" consistia em arsênico, enxofre e folhas de gerânio moídos em uma pasta, enrolados e secados ao sol. "Antes de usar, misture com uma gema de ovo e aplique utilizando uma bexiga de porco", diziam as instruções. Monsieur Febure, por outro lado, preferia uma solução composta de arsênico, extrato de cicuta (também altamente venenoso), extrato de Goulard (uma loção à base de chumbo) e láudano, para ser aplicada todas as manhãs.

O relato de Young John sobre como contraíra uma doença tão socialmente embaraçosa colocou Middle John em lençóis piores. "Meu pai trouxe para casa o problema quando morou com uma mulher chamada Warren e se afastou de minha mãe", disse ele ao tribunal. De fato, em 21 de agosto de 1823, Hannah Warren dera à luz sua filha Mary-Ann. O pai era John Bodle, ocupação: fazendeiro. Aquele verão de 1823 claramente fora agitado para Middle John, pois, no mesmo ano, ele fora acusado de cortar lúpulo.

Na noite de 2 de novembro, o dia em que a família adoecera, continuou Young John, Middle John fora para casa e dissera que todo mundo estava mal na casa do avô. "Meu pai disse que eles achavam ter sido envenenados. Ele então disse a minha mãe para colocar a touca e ir até lá, pois eles estavam vomitando e meu avô estava mais doente que o demônio."

Ele jamais dissera nada sobre querer o pai e o avô mortos e nunca afirmara ser capaz de envenenar qualquer um que o ofendesse. Ele tinha boas relações com a mãe, e se lembrava de ter conversado com ela sobre aquecer algo no fogo — sim, de fato, era tutano para seu cabelo. E ele não fugira para Londres na manhã em que o avô morrera; ele tinha uma carta, datada de 24 de outubro, enviada por uma prima de Londres para sua mãe e tratando de dinheiro que terminava dizendo: "Diga a John para vir à cidade na terça-feira; é o melhor dia." Middle John, é claro, dissera anteriormente ao tribunal que não fazia ideia de para onde o filho fora ou por quê.

Carttar então lhe perguntou:

— O senhor jura que não colocou nada na chaleira quando a encheu?

— Estou bastante certo de que não.

— O senhor jura ou não?

— Juro que não.

— O senhor já carregou arsênico consigo?

— Nunca.

Carttar queria ouvir dos médicos sobre o perigo de usar arsênico na pele, citando casos do *Treatise* [Tratado] de Robert Christison, um sobre um jovem que usara um preparado de arsênico para uma "erupção que coçava" e ficou doente no dia seguinte e outro sobre uma mulher que tentara curar uma "coceira inveterada" com uma loção de arsênico. De acordo com Christison, ela morrera de um ataque de erisipela, ou escarlatina, como resultado direto do tratamento. Presumivelmente, o investigador estava se perguntando se o relato de

Young John sobre a quantidade de arsênico que utilizava era plausível. Tanto Butler quanto Francis Bossey disseram que uma solução fria de arsênico certamente poderia secar espinhas. Eles acreditavam que a mistura de Young John, 170 mililitros de água e 15 gramas de arsênico, era perigosa, mas não chegaram a dizer que definitivamente o deixaria doente. O unguento seria "menos corrosivo" por causa da banha, na opinião de Bossey.

Com os depoimentos encerrados, o investigador começou suas instruções finais. O júri foi encorajado a perguntar quando, como e por que meios George Bodle morrera. A questão sobre quando fora respondida por várias testemunhas; sobre como, pelas provas apresentadas pelos médicos; mas as questões sobre quem ou por que meios ainda não haviam sido satisfatoriamente explicadas.

A morte fora causada por uma pequena quantidade de arsênico e era evidente que o veneno fora colocado no café da família. O sr. Evans, proprietário da loja de produtos químicos de Woolwich, determinara que o arsênico pertencia ao prisioneiro, que dissera tê-lo comprado para matar ratos — dada a doença de que sofria, no entanto, não era extraordinário que tivesse escondido seu propósito real.

Voltando-se para o policial Morris, o investigador disse que seu depoimento era "tão contraditório à verdade que deveria ser completamente ignorado". De fato, se havia como acusar o prisioneiro de ter administrado o veneno, Morris "derrubara o caso ao exibir o pacote de veneno que encontrara no baú do prisioneiro em várias casas públicas, onde fora manuseado por várias pessoas". O advogado do prisioneiro argumentara que o arsênico faltando no pacote fora perdido por Morris, que, bêbado, permitira sua exibição, manuseio e "utilização, da mesma maneira que uma pessoa utilizaria um punhado de rapé".

Em relação a Mary Higgins, Carttar estava inclinado a lhe dar alguma credibilidade: ele não achava que ela se dispusera a enganar o tribunal. A sra. Bodle contradissera Higgins, mas o júri tinha de lembrar que se tratava de uma mãe sendo obrigada a testemunhar contra o filho; era apenas natural que ela "se inclinasse em direção a ele". Middle John era outra questão. Seu depoimento fora cheio de contradições, não coincidia com o de nenhuma das outras testemunhas e continha tantas "questões importantes afetando a vida do filho" que o investigador pediu aos jurados para chegarem a suas próprias conclusões. Quando via um pai "tão ansioso para ligar seu filho à perpetração de tal crime", contudo, não podia evitar comentar que considerava isso extremamente antinatural e que estava muito confuso em relação ao assunto. Ele tampouco ficara convencido com a história contada por Young John sobre um mendigo ter ido à casa na manhã do envenenamento.

Para determinar seu veredito, o júri não precisava considerar se George Bodle era a vítima pretendida: "Se A atira em seu irmão, mas acidentalmente mata sua irmã, trata-se tanto de assassinato quanto se ele tivesse matado a pessoa que pretendia." Em casos de envenenamento, era suficiente determinar a pessoa que administrara o veneno.

Carttar então ordenou que o júri se reunisse, lembrando aos jurados que se eles decidissem contra o prisioneiro, ele seria enviado a julgamento e prejudicado por seu veredito. O júri retornou após somente meia hora. O veredito era de que "o prisioneiro John Bodle era culpado do homicídio culposo de George Bodle", anunciou o primeiro jurado, John Ward.

Carttar, que tentava parecer imparcial, mas não estava sendo completamente bem-sucedido, disse a Young John: "Cabe a mim anunciar o veredito [...] de homicídio culposo contra o senhor. É meu dever, dessa maneira, enviá-lo à prisão de Maidstone para julgamento. Confio que o senhor terá melhor sorte lá do que teve aqui." O jovem não esboçou nenhuma reação, apertando a mão de alguns amigos antes de ser levado sob custódia.

Seguiu-se então outra discussão sobre o custo da ação, que terminou com o investigador ameaçando enviar um dos executores do testamento de George Bodle, o agente funerário Henry Mason, para se juntar a Young John na prisão de Maidstone, se ele não concordasse em pagar. Já eram 22h30 quando os procedimentos finalmente foram encerrados.

A compostura de Young John não durou muito. Seu advogado, o sr. Colquhoun, o encontrou na pequena sala para onde fora levado, praticamente histérico, com lágrimas escorrendo pelo rosto e prestes a desmaiar. Dois policiais o sustentavam de pé. John Butler foi chamado, mas havia pouco que o cirurgião pudesse fazer além de servir uma dose de conhaque e tentar consolá-lo. Butler e Colquhoun o lembraram de que o veredito não significava que era culpado e que ele ainda tinha uma chance de provar sua inocência durante o julgamento. Young John se acalmou um pouco, mas continuou a soluçar e insistir que era inocente. Quando começou a gritar "Oh, minha pobre mãe, minha pobre mãe", o sr. Butler enviou seu faetonte para buscá-la. "Ao olhar para ela, o prisioneiro começou a chorar, segurou suas mãos e, com a cabeça repousando sobre elas, soluçou amargamente. A entrevista foi de breve duração, mas muito tocante", disse o *Times*.

Young John passou a noite na pequena cadeia de Plumstead, perto do abrigo, na rua principal, vigiado por dois policiais. Na manhã seguinte, sua mãe, sua irmã e outras mulheres da família vieram se despedir. No mesmo dia, ocorreu o funeral de George Bodle na igreja de São Nicolau.

Enquanto a procissão fazia sua solene jornada até o local da cerimônia, ela foi ultrapassada por uma grande carruagem trancada, com os cavalos a puxando em um passo mais acelerado que o do carro funerário. Young John estava a caminho da prisão de Maidstone.

Após a cerimônia, dezoito membros da família jantaram no casarão dos Bodle. "O pai do prisioneiro não pareceu muito perturbado pela melancólica situação do filho, participando do jantar e parecendo o menos preocupado ou afetado de todo o grupo", observou o *Times*.

Um interessante novo fato foi revelado antes do início do julgamento de Young John. Outra inspeção no armário do casarão revelou que a cerimônia matinal das chaves, com o velho fazendeiro descendo para destrancar o armário e medir o café, fora uma farsa. O fecho do armário estava quebrado; qualquer um com acesso à saleta poderia pegar o café, com apenas um painel deslizante separando o armário do café do armário do açúcar, que era mantido destrancado durante todo o dia. E, depois que o investigador confiscara o molho de chaves de Baxter e o mostrara ao júri, viu-se que as chaves eram "de aspecto muito comum".

Uma semana depois, em 23 de novembro, o policial James Morris foi suspenso de seus deveres, como prelúdio de ser demitido por embriaguez e incompetência. O seu parece não ter sido um caso isolado. Ao explicar sua decisão de dispensar os serviços de Morris, outro magistrado, Adam Young, relatou que "sérias queixas foram apresentadas, em ocasiões anteriores, contra os policiais de Woolwich, por permitirem a fuga de pessoas de notório mau caráter". Ele pediu que o chefe de polícia indicasse um substituto para Morris e se declarou confiante de que situações similares não ocorreriam novamente.

14
DA PRÓPRIA FRONTEIRA DA ETERNIDADE

Enquanto novembro dava lugar a dezembro no oeste de Kent, o clima ameno continuou, perturbando a natureza. O jornal local relatou fenômenos não sazonais como arbustos de groselha e pereiras dando frutos, violetas brancas pontilhando as margens das estradas e moscas de verão enxameando os campos.

As sessões judiciais de inverno de Kent em 1833 foram iniciadas em Maidstone na terça-feira, 10 de dezembro, presididas por Sir Stephen Gaselee, juiz do Tribunal de Causas Comuns de Sua Majestade, e Sir John Vaughan, barão do Tribunal de Exchequer. O grande júri, cujo trabalho era decidir se o acusado tinha de responder em julgamento, foi presidido por lorde Brecknock e composto dos nobres dignitários locais, incluindo o reverendo Baden-Powell, professor de geometria e pai do fundador do movimento escoteiro. Powell conhecera George Bodle; ele fora pároco da igreja de São Nicolau, em Plumstead, no início dos anos 1820, quando o fazendeiro era acólito. O *petit* ou pequeno júri — encarregado de ouvir os casos escolhidos pelo grande júri — incluía químicos, carpinteiros, fazendeiros, açougueiros, merceeiros, um sapateiro, um leiloeiro e mais um punhado de "cavalheiros".

A abertura cerimonial dos procedimentos tivera lugar no dia anterior, após todos os lordes terem assistido à missa. Cento e trinta e quatro nomes estavam na agenda, incluindo duas pessoas acusadas de homicídio, quatro de estupro e quatro de tentativa de estupro. Estudando a lista, Gaselee comentou que o ataque a crianças pequenas crescera muito nos últimos tempos e, portanto, seria necessário "manter o controle através de punições severas".

Entre os casos aguardando a atenção do júri estava o de dois soldados, George Cropper, de 27 anos, e Charles Pike, de 18, acusados de "um crime abominável". "Cropper, criminal, perversa e diabolicamente, agindo contra a ordem natural das coisas, conheceu carnalmente o dito Charles Pike", dizia a acusação. Ele "perpetrara o detestável, horrível e abominável crime que não deve ser mencionado entre cristãos [...] para o grande desprazer de Deus Todo-Poderoso e para o grande escândalo da humanidade". Pike foi inocentado, mas Cropper, visto como sedutor, foi julgado culpado e enforcado. Elliott e Richard Kett, encaminhados pelos magistrados de Woolwich William Stace e o reverendo doutor Samuel Watson por roubar trigo, uma saca e um barril em Plumstead, ficaria preso por catorze anos, enquanto David Crump, de 17 anos, seria chicoteado e condenado a um mês de trabalhos forçados por roubar uma estaca de lúpulo no valor de 2 centavos.

O juiz Sir Stephen Gaselee, de 71 anos, membro de destaque da Real Sociedade Humana, seria satirizado três anos depois no primeiro best-seller de Charles Dickens, *As aventuras do sr. Pickwick*. Gaselee foi retratado como o juiz Stareleigh,

> um homem particularmente baixo, e tão gordo que parecia ser composto apenas de rosto e colete. Ele rolava sobre duas perninhas tortas e, tendo saudado, muito circunspecto, os advogados, que o saudavam em resposta, colocava suas perninhas sob a mesa e seu chapeuzinho de três pontas sobre ela. Quando terminava de fazer isso, tudo que se podia ver dele eram dois olhinhos estranhos, um grande rosto rosado e, em meio a tudo, uma grande e muito cômica peruca.

As provocações de Dickens não se restringiam à aparência de Gaselee:

> Nesse momento, o sargento Buzfuz [...] parou para respirar. O silêncio acordou o juiz Stareleigh, que imediatamente escreveu algo com uma pena sem nenhuma tinta e pareceu incomumente profundo a fim de impressionar o júri com a crença de que pensava mais intensamente com os olhos fechados.

Na época do julgamento de Bodle, Dickens, então com 21 anos, trabalhava como estenógrafo nos tribunais de Londres e, assim, teve a chance de estudar Gaselee de perto. Foi dito que o juiz, que na verdade era visto por seus colegas advogados como geralmente consciencioso e bem-informado, ficou muito irritado com a paródia e jamais se recuperou por completo durante seus três anos subsequentes de vida.

Após os comentários iniciais de Gaselee, lorde Brecknock avisou aos jurados que muito seria exigido deles. "O número de prisioneiros é mais do que poderia ser razoavelmente esperado e muitos dos crimes [são] de natureza muito hedionda", disse ele, acrescentando:

> Há um caso de natureza especialmente séria, uma acusação de homicídio do pior tipo possível. O nome do réu é John Bodle e ele foi acusado de envenenar o avô. Digo isso para que os senhores dediquem a esse caso a mais séria consideração. Primeiro, os senhores considerarão se o falecido realmente morreu por ingestão de veneno e, em seguida, se o acusado o administrou.

"A sessão do tribunal só foi iniciada por volta das 12 horas", observou o *Times*, "e nada aconteceu perante nosso grupo [de repórteres] que fosse digno de nota." O julgamento de John Bodle era um caso diferente e a cobertura do jornal foi extensiva. Também no tribunal estavam repórteres de outros veículos: diários como

O PÓ DO HERDEIRO

Morning Chronicle e *Morning Post*, alguns dos maiores jornais regionais e jornalistas independentes que forneciam matérias para os jornais de todo o país. O *Times* se referiu desdenhosamente aos últimos como "aqueles gênios investigativos comumente conhecidos como *penny-a-liners* [um centavo por linha]". (Dickens começou sua carreira jornalística aos 14 anos, escrevendo matérias pagas sobre acidentes, incêndios e crimes para os jornais londrinos.) Mas, a despeito do tom arrogante, o editor do *Times* não se recusava a utilizar *penny-a-liners*, como se revelou em 1837, quando seu jornal publicou uma matéria fornecida por um deles, afirmando que a descoberta de uma cabeça humana em uma casa de campo em Ealing e o desaparecimento de uma jovem "de considerável atração pessoal" estavam sendo relacionados em um inquérito criminal. A cabeça acabou se revelando parte de um esqueleto usado em aulas de anatomia, a polícia não estava tentando localizar a jovem, atraente ou não, e toda a matéria era "uma invenção", como o *Times* foi forçado a admitir.

Nefastamente, o caso de Young John foi apresentado na sexta-feira, dia 13. Gaselee chegou às 8 horas, para o início da audiência às 8h30. Quando as portas do tribunal se abriram, a multidão, entre a qual havia pessoas aguardando há horas no escuro para garantir um bom lugar, entrou correndo no edifício, e as galerias e os bancos foram tomados por aqueles que, nas palavras do *Times*, "exibiam um desejo muito intenso de ouvir cada palavra dos depoimentos". Havia muitas mulheres bem-vestidas.

O tribunal de Maidstone, construído a um custo de 29 mil libras e inaugurado em 1826, substituíra o prédio da prefeitura, que também servia como sede para as sessões judiciais. O velho edifício era notoriamente inconveniente e desconfortável. Em um amargo inverno em 1823, o juiz Park o chamara de desgraça para o condado, dizendo que este dissipara "somas enormes construindo uma prisão esplêndida", mas permitia que os juízes se reunissem em um tribunal medíocre e insignificante, "quase que ao risco de suas próprias vidas".

O novo tribunal ficava nos fundos do pátio da prisão, para facilitar a transferência de prisioneiros. O edifício de dois andares consistia em um bloco central ladeado por duas alas. A entrada principal conduzia ao hall, com uma grande escadaria imediatamente à frente, o tribunal da Coroa do lado direito e o tribunal civil, conhecido como *nisi prius*, do lado esquerdo. Uma ala de salas para os advogados da Coroa, o escrivão de acusações e as testemunhas se iniciava no hall de entrada. Atrás dela, a principal sala de audiências da Coroa consistia em uma área elevada com a cadeira do juiz ao fundo, flanqueada pelo alto xerife à direita e pelos bancos dos magistrados de ambos os lados.

Os advogados se sentavam em um semicírculo de frente para o juiz, com o júri atrás deles, do lado direito, e o banco de testemunhas do lado esquerdo. Entre a mesa dos jurados e o banco de testemunhas, ficava o banco dos réus, diretamente de frente para o juiz, e atrás do prisioneiro, na extremidade externa do semicírculo, havia assentos reservados para o pregoeiro, o diretor da prisão, o oficial de justiça e o subxerife.

A metade posterior da câmara consistia em blocos de assentos para o público, as testemunhas e os jurados esperando para serem chamados para determinado caso. Duas escadarias levavam ao subsolo, uma saindo do banco dos réus, para que o prisioneiro pudesse ser conduzido através do pátio para ir e voltar da prisão, e outra saindo dos bancos dos magistrados até o tribunal *nisi prius*, passando pelo subsolo. Este também continha celas para prisioneiros e prisioneiras aguardando para serem ouvidos.

Young John foi retirado de sua cela e conduzido através do pátio da prisão até o tribunal presidido pelo juiz Gaselee. Ele abandonara as roupas elegantes que vestira durante o inquérito e agora usava, segundo um repórter, trajes de luto "muito requintados". O representante do *Standard* achou difícil imaginá-lo como um assassino insensível, descrevendo sua aparência como "extremamente branda", mas os repórteres discordavam sobre como suportara um mês na prisão de Maidstone e a perspectiva de uma sentença de morte. Para o *Morning Post*, ele parecia em forma e bem, mas o *Times* era de opinião que o jovem parecia muito diferente daquele que se apresentara ao júri do investigador no Plume of Feathers quatro semanas antes: "Sua aparência demonstrava que sua saúde fora consideravelmente afetada desde o inquérito."

Ainda que o *Times* estivesse certo, Young John tinha muita sorte: alguns anos antes, sua situação teria sido muito pior. A velha prisão e casa de correção de Maidstone fora suja, lotada e fedorenta, com grossas tábuas cobrindo as janelas e impedindo a entrada tanto de luz quanto de ar fresco. Não havia lençóis nas camas, os prisioneiros quase sempre eram acorrentados ou chicoteados e a lenta disseminação do tifo era uma ameaça constante. No fim do século XVIII, 22 prisioneiros haviam morrido do que se chamava, muito apropriadamente, de febre da prisão. A mais elaborada e dispendiosa penitenciária do condado em sua época, a nova prisão de Maidstone fora inaugurada em 1819 para abrigar 450 prisioneiros. Ela fora projetada nos moldes sugeridos pelo falecido John Howard, com os prisioneiros em celas individuais e separados em homens, mulheres, devedores, prisioneiros condenados, aqueles aguardando julgamento, como Young John, e delinquentes juvenis.

Young John Bodle era um dos cem prisioneiros do sexo masculino aguardando julgamento naquele momento. Retidos na prisão comum, ao contrário da casa de correção, que se destinava aos já sentenciados, os prisioneiros eram subdivididos de acordo com seu caráter anterior, sua conduta na prisão e a seriedade das acusações. As acusações contra Young John não poderiam ser piores, mas, inocente até prova em contrário, ele recebeu um tratamento melhor que o dos condenados.

Como aguardava julgamento, Young John não era forçado a sobreviver à base da comida da prisão. Sua família e seus amigos podiam enviar provisões, embora vinho só fosse permitido por ordem de um cirurgião. Sua pequena cela continha uma cama de ferro com um colchão de palha, dois cobertores e um tapete, mas ele também tinha direito a "maior tolerância em relação a roupas de cama, cobertores ou outras necessidades" e podia vestir as próprias roupas, em vez dos ásperos casaco, colete e calças de lã dos homens na casa de correção.

Os prisioneiros eram recolhidos ao pôr do sol e as luzes eram apagadas às 22 horas. No inverno, os sentenciados a trabalhos forçados começavam sua jornada ao alvorecer e paravam meia hora antes do pôr do sol, com meia hora de pausa para o café da manhã e uma hora para o almoço. Quando a prisão fora inaugurada, o principal trabalho era a fiação, mas, em 1824, as esteiras foram introduzidas: grandes e ocos cilindros de madeira encaixados em uma estrutura de ferro, com degraus a cada 19 centímetros. Os prisioneiros, homens e mulheres, agarravam a balaustrada e subiam uma escada sem fim, movimentando um moinho que triturava milho e bombeava água. Juntas, as duas esteiras de Maidstone podiam acomodar mais de duzentos prisioneiros de cada vez, mas uma delas não tinha nenhum objetivo útil, servindo apenas como punição. Os prisioneiros labutavam em silêncio, separados uns dos outros por repartições, durante seis horas por dia em turnos de três horas e intervalos a cada 15 minutos, escalando o equivalente a 2,7 quilômetros. Como aguardava julgamento, Young John foi poupado dessa experiência humilhante e teve direito a horas suplementares de visita para que pudesse falar com seu advogado e preparar seu caso.

No tribunal, Young John foi descrito como sem ocupação, e não "cavalheiro", e o oficial leu as acusações. Os "homens bons e cumpridores da lei" que haviam feito parte do júri de inquérito afirmaram que John Bodle, "não tendo o temor a Deus diante dos olhos e sendo movido e seduzido pelas instigações do Demônio e por malícia calculada", envenenara e intencionalmente assassinara George Bodle no segundo dia de novembro. Para fazer isso, transportara em segredo "uma grande quantidade de arsênico branco, a saber, 3,5 gramas" para a cozinha da residência do já mencionado George Bodle e, no mesmo dia, o misturara à água de uma chaleira, sabendo que o arsênico branco era um veneno letal.

George Bodle usara uma grande quantidade da água à qual o arsênico branco fora misturado para preparar uma bebida chamada café, continuava a acusação. E George Bodle bebeu grande quantidade de arsênico branco, "sem saber que havia arsênico ou outros venenos ou ingredientes nocivos misturados à água, pelos meios já mencionados, e tal veneno, ingerido e engolido no segundo dia de novembro, destemperou e adoeceu seu corpo, fazendo com que, no dia 5 de novembro, o destempero e a doença levassem a sua morte".

O mencionado John Bodle se declarou inocente.

Um grande número de testemunhas havia sido intimado: 26 para a acusação e 25 para a defesa, mas a maratona do inquérito no Plume of Feathers fora uma espécie de ensaio geral e, examinando os depoimentos, o tribunal distribuiu o caso em menos de dois dias. O advogado de acusação, John Adolphus, que três anos antes representara o charlatão John St. John Long no caso de Catherine Cashin, começou por pedir ao júri que ignorasse "todos os preconceitos em sua mente que o horror do crime pode inspirar", mas, ao mesmo tempo, ignorassem toda falsa compaixão, "pois tanto o falso preconceito quanto a falsa compaixão são igualmente destrutivos para a justiça".

O sr. Adolphus então disse que gostaria de chamar Ann Bodle em primeiro lugar. Fora-lhe dito que ela estava extremamente doente e ele queria encerrar sua provação para que ela pudesse voltar para casa. O sr. Clarkson disse que não tinha interesse em inquirir a velha senhora e ela podia voltar para o Star Inn, onde estava hospedada. As testemunhas do inquérito, incluindo os doutores Butler, Solly e Bossey e James Marsh, agruparam-se no banco de testemunhas para repetir o que já haviam dito ao investigador. Butler declarou que a autópsia revelara "recente dano ao estômago".

O policial Morris, agora suspenso de seus deveres, causou breve diversão ao fazer uma última e, como se veria, malsucedida tentativa de salvar seu emprego. A razão de sua suspensão nunca lhe fora explicada, disse ele ao tribunal, mas ele ouvira que fora em consequência de estar embriagado. Ele bebera um pouco de rum na cafeteria de Mary Andrews quando prendera Young John, admitiu, mas fora muito pouco — menos da metade de um copo — e a sra. Andrews fora responsável. "Não paguei pelo rum nem pedi por ele", insistiu. Antes que ele e o prisioneiro embarcassem na carruagem na estação Cross Keys, em Gracechurch Street, eles haviam bebido uma caneca de cerveja cada, mas apenas um conhaque com água entre os dois, e então, quando haviam se registrado no Mortar Inn depois de comparecerem perante o investigador, fora apenas um copo de gim com hortelã. "Fui convidado a beber uma mistura", disse Morris. "Coloquei meus lábios no copo, mas não bebi. Juro." O policial confessou ter visitado três pubs no dia seguinte e ter passado sete horas em um deles, mas insistiu que, durante todo o tempo, nada bebera além de um único e medicinal copo de cerveja com gengibre, "porque estava com dor de estômago". Ele mostrara o arsênico ao sr. Osborne, mas ele meramente o tocara.

Então Sophia Taylor foi chamada. Ela negou que Young John tivesse alguma vez enchido a chaleira antes do dia em que a família ficara doente ou que ela o tivesse instigado a fazer visitas matinais, mas disse a seu advogado, o sr. Clarkson: "Ele é um jovem muito agradável e nada tenho contra ele."

O PÓ DO HERDEIRO

Clarkson então mudou de tática e perguntou se ela vira Middle John. Sim, ela o vira na noite anterior e novamente naquela manhã no Star Inn, onde ela, Middle John e Catherine estavam hospedados. Ele parecia muito bem, voluntariou Sophia. Mas o sr. Clarkson não tinha interesse no estado de saúde de Middle John. "Você não sabe que ele é uma testemunha essencial?" perguntou ele. O sr. Adolphus se levantou rapidamente para objetar. Ele não tinha planos de chamar Middle John para testemunhar. Ele só chamava testemunhas se seu depoimento afetasse o caso. Ele lera o depoimento de Middle John e não encontrara "uma única sílaba de evidência, do começo ao fim". Ele não podia e não iria chamá-lo.

Essa era uma questão crucial para a defesa: Clarkson e seu colega William Bodkin viam o caráter de Middle John, em geral, e seu comportamento em relação à morte do pai, em particular, como muito favoráveis a seu cliente. Eles precisavam desesperadamente que Adolphus chamasse Middle John como testemunha da acusação, para poderem inquiri-lo: seria uma tarefa simples expor o principal acusante de seu cliente como esbanjador, mentiroso e talvez muito pior. O nome de Middle John estava na lista de testemunhas da acusação e o grande júri avaliara seu depoimento antes de tomar a decisão de enviar o caso para julgamento. Assim, disse Clarkson ao juiz, a acusação era obrigada a chamá-lo.

Normalmente, em casos assim, o depoimento da testemunha era lido no tribunal para que ela pudesse ser inquirida, respondeu Gaselee. "Mas, se houver alguma razão particular para não revelá-lo, o advogado de acusação deve usar seu próprio discernimento." O sr. Adolphus de fato tinha uma razão particular para não revelar o depoimento, embora não estivesse preparado para partilhá-lo com o júri. Ele esperava ansiosamente não ter de chamar Middle John, tanto quanto a defesa estava desesperada para ouvi-lo, e pelas mesmas razões. A Coroa parecia ter prejudicado a si mesma ao colocar seu nome na lista de testemunhas. "Entendo, pelas palavras de meu colega, que ele [Middle John] está sendo mantido com cuidado fora do caminho", disse o sr. Clarkson a Gaselee, acrescentando que a acusação deveria se portar de maneira justa.

John Adolphus então produziu uma peça teatral: "Foi dito que omiti uma testemunha e que não estou conduzindo o processo de maneira justa", anunciou ele.

> Espero nunca tentar oprimir qualquer homem durante a condução de um processo [...] e pergunto a Vossa Senhoria se alguma vez, no decorrer da minha carreira, já desejei conduzir um caso de maneira indigna a um homem humanitário, um cavalheiro e, na medida de meu poder, um advogado. Consequentemente, rejeito essa observação com indignação e desprezo.

Gaselee ignorou o histrionismo, meramente observando que ele não iria tão longe quanto o sr. Adolphus para dizer que não havia nada relevante no depoimento de

Middle John, pois não o lera em profundidade, mas sabia que muitos depoimentos naquele caso não eram probatórios, de um modo ou outro.

— É de conhecimento geral, meu senhor, que John Bodle foi o primeiro a procurar os magistrados e fornecer informações contra o filho, e temo não ter provas favoráveis ao prisioneiro, a menos que uma conduta justa e usual seja adotada — disse Clarkson.

— Sempre recomendo que o advogado de acusação chame as testemunhas, a menos que haja alguma objeção — repetiu Gaselee.

— Não seria necessário recomendar; eu o faria, meu senhor, se achasse que o depoimento seria probatório — disse Adolphus —, mas não serei induzido, por afagos ou observações, a agir de modo contrário a meu julgamento e dever.

— Oh, não pretendo afagá-lo — prometeu Clarkson. Gaselee disse que discutiria a questão com seu colega juiz e anunciaria sua decisão mais tarde. Todos se acalmaram e o julgamento seguiu em frente.

Mary Higgins, que ainda vivia no abrigo para onde os magistrados de Woolwich a haviam enviado mais de um mês antes, manteve sua história a respeito do que fora dito no chalé e negou ter qualquer rancor contra Young John. Então Betsy Smith, colega de criadagem de Sophia e neta de Ann Bodle, foi chamada. Ela prestou seu depoimento em linguagem de sinais, por meio de um intérprete. Embora não acrescentasse nada de peso ao caso, ela claramente caiu nas graças dos cavalheiros da imprensa.

"Ela é uma garota de aparência agradável e forneceu suas respostas com os dedos, com grande presteza e autocontrole", disse o *Times*. Quando desceu do banco de testemunhas, ela fez uma mesura para o júri.

O sr. Clarkson então retornou à questão de Middle John, iniciando uma mescla de fofocas e insinuações sobre seu caráter. Tanto Sophia Taylor quanto Judith Lear foram questionadas sobre um roubo no casarão dos Bodle na primavera anterior. Middle John não fora encontrado na cena e não houvera rumores de que era o ladrão? Seu pai não o proibira de entrar no casarão por causa disso? Elas disseram nada saber.

O advogado então desfiou os nomes de várias mulheres locais. Sophia conhecia alguém chamado Hodges, Shears, Warren ou Warwickshire? Ela não conhecia nenhuma delas, respondeu. Judith Lear admitiu conhecer uma mulher chamada Hodges em Plumstead, que "se passava por uma mulher casada", e outra chamada Stevenson no vilarejo de Shoulder-of-Mutton-Green. Ela não podia afirmar que Middle John vivera com a primeira e estabelecera uma família com ela, mas acreditava que sim. Quanto à mulher Stevenson, ela a conhecera apenas recentemente e não sabia nada sobre seus filhos.

Alguns meses antes do julgamento, a paróquia pagara a Matilda Hodges 6 xelins, retirados do fundo de auxílio, para "ir embora por nove meses". E certo William Hodges fora testemunha da acusação no julgamento de Middle John por cortar pés de lúpulo.

O PÓ DO HERDEIRO

O caso finalmente foi adiado às 21 horas e, quando os procedimentos foram retomados, às 8h30 da manhã seguinte, a sala de audiências estava novamente lotada. O júri se apresentou, tendo passado uma noite desconfortável no tribunal, dormindo em colchões. Assumindo seu lugar às 9 horas, o juiz Gaselee anunciou sua decisão sobre a disputada questão de chamar Middle John. Ele consultara Sir John Vaughan e eles eram da opinião que, embora o advogado de acusação não fosse obrigado a chamar uma testemunha cujo nome estava no processo, o juiz tinha o direito de usar seu discernimento. Como o presente caso era sério, ele se sentia obrigado a permitir que a testemunha fosse chamada ao banco.

Thomas Clarkson conseguira o que queria e resolveu tirar o máximo proveito da situação. Ele começou perguntando a Middle John por que ele fornecera informações contra o filho. Por causa do que seu pai dissera em seu leito de morte e em função de seu senso de justiça, respondeu ele. O advogado então se voltou para o testamento. "Acredito ter direito ao grosso da propriedade de meu pai após a morte de minha mãe", disse Middle John. Isso não estava correto, é claro, mas Middle John disse ao tribunal não saber sobre o novo testamento que concedia terras aos Baxter. Isso provavelmente era verdade. Não havia razão para ele mentir sobre achar que herdaria mais do que de fato estava previsto — bem ao contrário, na verdade. A implicação era que ele achava que se beneficiaria consideravelmente mais com o antigo testamento e que nem George nem Samuel Baxter haviam lhe dito que fora parcialmente deserdado uma semana antes de George morrer. Baxter, contudo, aparentava ter informado ao sr. Clarkson algo diferente, pois o advogado disse a Middle John que os dois já haviam discutido a questão.

Middle John foi então solicitado a relembrar seus passos no dia em que George Bodle fora envenenado. Ele se levantara mais tarde que o usual, às 7 horas, e não às 6. Por volta das 8 horas, cruzara o campo comunitário para cuidar das ovelhas de Samuel Baxter e permanecera lá até o meio-dia. Clarkson então perguntou sobre um incidente envolvendo um casal chamado Jacobs, que teria ocorrido na manhã em que a família adoecera. Middle John disse conhecer William Jacobs, o alfaiate que vestia os internos do abrigo de Plumstead e que vivia no campo comunitário. Ele não conseguia lembrar se ele fora até a casa de Jacobs às 10 horas daquela manhã, mas, se fora, estava certo de que não dissera a Jacobs que "algo infernal acontecera na casa de meu pai". Pressionado, insistiu: "Nunca disse que eles fizeram sua refeição habitual no café da manhã. Não disse a Jacobs que bebiam café em grandes quantidades e o guardavam em jarras. Não disse que seu estoque estava quase no fim." Isso era sensacional, pois, se fosse verdade, Middle John teria conhecido todos os detalhes do envenenamento apenas duas horas depois de ele ter ocorrido, em vez de oito horas mais tarde, quando fora receber seu salário, como afirmara. Quando o juiz se recusou a ouvir o depoimento de William e Frances Jacobs (mais cedo, ele decidira que não seria permitido chamar testemunhas para contradizer Middle John), Clarkson pediu que se registrasse que ambos estavam presentes e prontos para testemunhar.

Clarkson então retornou ao caráter de Middle John, repetindo as fofocas que apresentara a Judith Lear e Sophia Taylor e acrescentando outras mais. Durante uma litania de acusações, o juiz repetidamente interrompeu para lembrar à testemunha que ele não precisava responder a nenhuma das questões se não quisesse. Ele não queria, embora suas indignadas réplicas servissem bastante bem ao objetivo do sr. Clarkson: "Não responderei se já fui acusado de crime ou se já estive na prisão de Maidstone ou se constituí família com três mulheres diferentes, além de minha esposa, ou se já fui acusado de tentar cortar a garganta de minha esposa." O juiz Gaselee então interrompeu de novo para advertir Clarkson pela última vez, quando então o advogado disse que tinha muitas outras questões do mesmo tipo para a testemunha, mas não as apresentaria, deixando na mente do júri a imagem de mais uma tropa de esqueletos pendurados no armário.

Samuel Baxter veio em seguida, para fornecer referências sobre o caráter do prisioneiro. Baxter parecia particularmente agitado e soluçou ao dizer ao tribunal que conhecia o jovem desde que nascera. "Nunca, em minha vida, tive nada a dizer contra ele e gostaria que ele fosse de minha própria família", disse ele. Mason também conhecera "o garoto no banco" desde a .nfância: "Nunca soube nada que depusesse contra ele. Ele sempre foi respeitado e amado por seus familiares e amigos."

Nesse momento, o juiz disse ao garoto no banco que estava na hora de ele responder às acusações.

Young John declarou: "Sou perfeitamente inocente e minha defesa está contida neste papel" e entregou um documento ao oficial do tribunal. O tribunal então permaneceu imóvel enquanto a indiferente voz de um oficial lia o que pareciam ser as ardorosas palavras de um jovem rogando por sua vida. Na verdade, a declaração era uma bela e elaborada peça de um dos membros de seu time legal, William Bodkin. O *Chelmsford Chronicle* a descreveu como uma obra-prima de composição, julgamento e raciocínio sensato.

O depoimento durante o inquérito, sobre ajudar regularmente com as tarefas do casarão e usar arsênico para tratar a coceira, foi repetido. Então Young John se voltou para a questão da viagem até Clerkenwell. "Cavalheiros, de todas as circunstâncias que justificam suspeita e asseguram condenação, a fuga de alguém acusado de crime é uma das mais poderosas e conclusivas. Ela é quase sempre considerada o equivalente a uma confissão de culpa." Mas ele já combinara uma visita à irmã, "a cuja casa me dirigi, estando, na época, inconsciente de que meu pobre avô estava tão próximo da morte". Se ele era culpado, por que não fugira antes? Sua irmã, Mary Andrews — tão consternada por ver o irmão no banco dos réus que o juiz permitiu que ela prestasse depoimento sentada —

apresentou então a carta que Young John mencionara durante o inquérito, a carta da irmã de Henry Perks para Catherine Bodle sobre a compra de lã de merino que terminava dizendo: "Diga a John para vir à cidade na terça-feira [5 de novembro], é o melhor dia."

Quanto à alegação de Mary Higgins de tê-lo ouvido planejando matar seu avô:

> Cavalheiros, declaro solenemente que nenhuma expressão dessa natureza jamais passou por meus lábios — nem tampouco tal pensamento permeou minha imaginação. Essa parte do caso resta inteiramente sobre os depoimentos de meu desnaturado pai e de sua criada Mary Higgins.

O resto da declaração chamou a atenção para a estranha conduta do homem que a defesa agora afirmava ser o verdadeiro assassino:

> Os senhores se lembram que meu próprio pai foi a primeira pessoa a me acusar desse horrível crime. Foi ele quem iniciou essa acusação contra mim junto ao magistrado. Foi ele quem, após uma entrevista com Mary Higgins às 5 horas da manhã, apresentou-a como testemunha para assegurar minha condenação ao jurar ter ouvido uma conversa que nunca ocorreu e em relação à qual eles hesitam e são vagos de uma maneira que nunca vi. Cavalheiros, que razão honesta ou correta pode ser invocada para essa notável entrevista, que se deu no escuro, em hora tão precoce, entre eles? Qual era seu objetivo, senão orquestrar o depoimento que eles esperavam — rezo para que em vão — pudesse assegurar minha condenação?

E quanto ao motivo? Mesmo que ele soubesse que seu filho era culpado, um pai normalmente não se absteria de ser o primeiro a proferir acusações que poderiam levar seu filho a uma morte rápida e ignominiosa? Middle John, ele lamentava dizer, não fora um bom exemplo. Seus filhos tiveram de vê-lo preso por prejuízo malicioso e culpado de extravagâncias de todos os tipos,

> mas, mesmo assim, a voz da natureza não pode estar tão absolutamente morta que não teria deixado nele o cuidado ordinário que mesmo os mais brutos exibem em relação a sua descendência. Onde, então, está o grande, o irresistível motivo que o fez avançar, indesejado e não solicitado, para tirar minha vida?

A resposta era clara:

> Os senhores devem ter notado, em cada estágio deste procedimento, a extraordinária ansiedade de meu pai em demonstrar tanto sua própria inocência em relação a esse crime quanto minha culpa. Antes que a suspeita recaísse sobre alguém, ele foi o primeiro a perguntar quem enchera a chaleira naquela manhã. [...] Ele proclamou o fato de que não estivera na casa de meu avô naquela manhã e estivera na cama até muito mais tarde que o usual, com se fosse de propósito, a fim de mostrar onde estava. Mas, cavalheiros, como se provou que ele não estivera na casa de meu avô no dia anterior, quando o arsênico pode muito facilmente ter sido colocado no pote de café, e ainda mais facilmente porque Sophia Taylor esteve ausente durante todo o dia?

O PÓ DO HERDEIRO

E, em sua conversa com Jacobs na manhã do envenenamento, Middle John se entregara claramente ao demonstrar que sabia que o café usado naquela manhã estava no fim. Como ele poderia saber disso?

O prisioneiro então agradeceu ao júri por sua paciência em ouvir seu "caso angustiante" e terminou lembrando o tormento que os jurados sofreriam se o enviassem à morte e depois descobrissem que ele era inocente. "Peço que lembrem que me dirijo aos senhores da própria fronteira da eternidade e, se eu falhar em convencê-los de minha inocência, em algumas poucas horas serei removido de entre os vivos." Então, "com humilde confiança", ele deixou sua vida nas mãos do júri e pediu que Deus, "para quem todos os corações estão abertos e nenhum segredo está escondido, possa observar e influenciar suas deliberações, para que os senhores possam chegar a uma decisão justa [...] humana e conscienciosa".

Por mais difícil que fosse superar esse efeito dramático, a defesa escolheu seguir o depoimento de Young John com ainda mais testemunhas de caráter, cada uma delas competindo para ver quem poderia amontoar o maior número de elogios a ele. Ao passo que o sr. Terry, o coletor de taxas local, sempre o achara um jovem honesto, firme e inofensivo e David Rice, proprietário do Plume of Feathers, acreditava que sempre demonstrara bom caráter, a contribuição da família Cleeve esteve próxima de um panegírico. Edward Cleeve disse que o prisioneiro sempre demonstrara os melhores traços de caráter e gentileza; Thomas Cleeve disse que ninguém poderia superar seus sentimentos gentis, sua humanidade e sua boa conduta moral; e Henry Cleeve afirmou que seu caráter não poderia ser melhor e que ele nunca o ouvira dizer uma palavra menos gentil sobre ninguém. O fazendeiro Richard Clements foi ainda mais longe, dizendo que ele era a melhor das criaturas de Plumstead e acrescentando: "Acho que se ele encontrasse um verme em seu caminho, ele se desviaria para evitar machucá-lo." Outros que acrescentaram suas contribuições em elogios foram o alfaiate William Jacobs, James Russell, um fazendeiro de Horton Kirby, e John Russell, um mercador de carvão de Camberwell.

Por fim, duas testemunhas de última hora foram chamadas. Sarah Perks, irmã de Henry, que escrevera para Catherine Bodle pedindo que Young John fosse até Clerkenwell, disse ao tribunal que, durante alguns poucos meses em 1831, ela dividira uma casa em Shoreditch com o prisioneiro e que ele tivera o hábito de usar arsênico em sua pele. Outra mulher, Elizabeth Brett, se apresentara após ler sobre o caso nos jornais. Seu falecido marido trabalhara na loja de Shoreditch e Young John várias vezes comprara arsênico e heléboro para sua pele. Ela vira o prisioneiro misturando arsênico com banha.

Isso encerrou o caso da defesa. O crime ganhara considerável notoriedade pública, disse o juiz aos jurados, mas eles deveriam esquecer tudo que haviam ouvido previamente e se concentrar apenas nas provas.

Após essa advertência, o juiz Gaselee iniciou suas declarações finais. Ele mal começara, contudo, quando foi interrompido pelo primeiro jurado. O júri podia poupá-lo do trabalho de continuar lendo; os jurados já haviam ouvido o suficiente para chegar a um veredito. O juiz disse que se o veredito não fosse contra o prisioneiro, ele não os deteria por mais tempo. Os jurados sussurram rapidamente entre si e o primeiro jurado se levantou e disse: "Meu senhor, estamos satisfeitos e nosso veredito não será contra o prisioneiro."

"Poucas vezes se testemunhou, em um tribunal de justiça, uma cena tão animadora quanto a que teve lugar no fim do julgamento de John Bodle pelo horrível crime de que fora acusado", disse a revista *John Bull*. Os amigos de Young John e a maior parte de sua família comemoraram em voz alta enquanto as fileiras de mulheres "respeitavelmente vestidas" na galeria pública aplaudiam e acenavam com seus lenços. "A absolvição foi triunfal [...]. As lágrimas de centenas deram testemunho da simpatia sentida por um indivíduo que, durante muitas horas, esteve entre a vida e a morte."

O prisioneiro tinha uma aparência perplexa e pareceu não compreender o veredito, mas seus amigos o cercaram, correndo até o banco dos réus para segurar sua mão e dar tapinhas em suas costas. O repórter do *John Bull* sentiu que o "humano juiz" parecia partilhar a sensação geral e a revista reproduziu um trecho da conversa entre Gaselee e o reverendo doutor Watson, o magistrado de Woolwich que iniciara o processo criminal e que se sentara no banco ao lado do juiz durante o julgamento: "Um veredito impecável", observou Gaselee, a que o magistrado respondeu: "Um veredito legítimo, meu senhor, e acho que Vossa Senhoria concorda que o investigador não poderia ter evitado enviá-lo a julgamento." "Impossível", disse Gaselee.

"O encerramento deste julgamento apresentou uma das mais extraordinárias cenas já testemunhadas em um tribunal de justiça", comentou o *Essex Standard*. E continuou:

> Um jovem, acusado de assassinar seu avô, acusa o próprio pai, não só desse crime, mas também de tentar [...] provocar a morte de seu próprio filho inocente; e essa estranha e aterrorizante declaração aparentemente era tão correta que imediatamente após, o prisioneiro foi inocentado, quase que por aclamação.

Após o veredito de Bodle, as celebrações continuaram nas ruas. Young John foi saudado pelas multidões do lado de fora dos portões do tribunal e seguido até o Star Inn, onde seus pais e sua avó, além de Sophia Taylor e das outras testemunhas, estavam hospedados. Um show muito mais dramático que qualquer coisa que madame Palermo e a Criança Prodígio poderiam ter organizado teve lugar. A doente e recentemente viúva Ann Bodle tomou seu neto em seus braços "com expressões do mais caloroso afeto". Logo após essa comovente cena, todos os jurados surgiram na hospedaria,

O PÓ DO HERDEIRO

formando uma fila para apertar a mão de Young John e lhe desejar saúde e felicidade, dizendo esperar que ele vivesse muitos anos como um membro honrado e útil da sociedade. Eles já haviam decidido, ao fim do primeiro dia, que não havia provas suficientes para condená-lo, mas, tendo ouvido a defesa, estavam completamente seguros de sua inocência. Uma carruagem se aproximou para levar o herói e seu grupo de volta a Plumstead. Quando ele finalmente chegou, à meia-noite, as notícias já haviam alcançado o vilarejo e amigos aguardavam para recebê-lo.

15
A SEQUÊNCIA DESSES PROCEDIMENTOS

Ninguém tinha a menor dúvida de que George Bodle fora envenenado por alguém próximo, mas o veredito em Maidstone deixou as autoridades sem ideia de como proceder. Outros membros do clã Bodle, para além de Middle John, haviam tido tanto motivo quanto oportunidade, como a investigação demonstrara, e o comportamento de alguns deles fora decididamente estranho, mas ainda não havia provas concretas contra ninguém. Além disso, é claro, havia os custos a considerar.

"É impossível dizer qual será a sequência destes procedimentos", comentou a revista *John Bull*, "mas não podemos encerrar sem expressar nossa esperança de que, assim como um inocente foi absolvido, o culpado possa ser descoberto e levado à justiça, pois nunca um assassinato tão negro e diabólico foi perpetrado." A *Spectator* achava que a questão não deveria ser encerrada: alguém deveria ser julgado por alguma coisa, em particular Middle John. "Notamos, na época, que circunstâncias suspeitas apontavam para ele", comentou a revista. "Eis um homem livre que, se a alegação feita contra ele durante o julgamento for verdadeira, é um criminoso cuja atrocidade raramente foi igualada."

Um dia após sua absolvição, Young John, ainda vestindo trajes de luto, acompanhou a família Cleeve a uma lotada igreja São Nicolau para a missa de graças por sua libertação. O pároco, o reverendo Henry Shackleton, e seu cura, o sr. Kimber, aproximaram-se do banco para apertar sua mão e o jovem estava "evidentemente muito alterado", relatou a *Kentish Gazette*.

Young John não voltou para o chalé de seus pais, é claro — viver sob o mesmo teto que seu pai teria se provado um desafio. Em vez disso, o jovem se hospedou com o acólito Thomas Cleeve, que o elogiara durante o julgamento com tão bons resultados. De fato, tal era a simpatia pelo jovem que alguns advogados de destaque, incluindo seu advogado de defesa, Thomas Clarkson, o urgiram a pedir ao Supremo Tribunal Real que anulasse o veredito de culpado do júri do inquérito, assim limpando seu nome completamente. Talvez por já ter se envolvido demais com tribunais e argumentos legais, Young John escolheu deixar o assunto morrer.

No mês seguinte, maio, a paróquia decidiu dar a Mary Higgins 10 xelins para recuperar suas poucas posses da loja de penhor e 2 libras e 9 centavos para sua passagem para Boughton, a fim de que ela pudesse deixar Plumstead definitivamente e viver com seu pai. Ela desapareceu, deixando o vilarejo ainda especulando sobre o que exatamente fizera e o quanto soubera.

Middle John continuou no chalé, sozinho, enquanto as terras e os imóveis, agora em posse de sua madrasta Ann Bodle, foram alugados em lotes. Catherine o deixou e se mudou para um pequeno chalé alugado no vilarejo. Young John, enquanto isso, alugou um dos maiores chalés por alguns meses, até que alguns de seus amigos o ajudaram a montar uma nova loja, dessa vez em Bishopsgate Street, na City de Londres, para que ele pudesse se tornar o membro honrado e útil da sociedade que o júri esperava que fosse.

A publicidade sobre o caso Bodle não terminou com o julgamento. Quatro meses depois, a discussão sobre os custos da meticulosa, mas, no fim das contas, infrutífera investigação sobre a morte de George Bodle, que levara Charles Carttar a ameaçar enviar Henry Mason para a prisão, surgiu novamente. Agora, no entanto, a questão chegara à atenção do Parlamento.

Em 15 de abril de 1834, um comitê da Câmara dos Lordes presidido pelo duque de Richmond convocou a presença de John Clark. Clark era o vice-oficial de inquérito do Home Circuit, a seção do sistema judiciário criminal que cobria o condado de Kent. O comitê estava analisando como as taxas do condado estavam sendo gastas e tinha algumas perguntas para o sr. Clark. Ele se lembrava do caso de John Bodle, acusado de homicídio? Sim, ele se lembrava. Ele se lembrava de o juiz Gaselee ter decretado que o condado deveria pagar pela acusação? Ele se lembrava. Nesse caso, ele podia explicar por que os contribuintes de Kent haviam pagado uma conta de 23 libras e 12 xelins por advogados e 27 libras e 6 xelins por documentos legais? Os lordes também tinham perguntas sobre as contas de Charles Carttar e sobre o juiz Gaselee. Houvera alguma discussão sobre o número de testemunhas da acusação, mas, no fim, o juiz determinara que todas deveriam depor, lembrou Clark, acrescentando: "Todas as testemunhas foram necessárias para o caso." Outra conversa irritada se seguiu, sobre por que as testemunhas em Kent e Sussex recebiam 1 xelim a mais de reembolso de despesas que as de Hertfordshire, Essex e Surrey. Clark não sabia; era assim que se fazia. Por fim, por mais irritado que o comitê pudesse estar, não havia nada que se pudesse fazer sobre os custos do inquérito de Young John Bodle além de submeter o sr. Clark a uma desconfortável meia hora e tornar claro seu desagrado.

Uma discussão mesquinha sobre os gastos dos inquéritos judiciais de Kent não seria a palavra final sobre a morte de George Bodle, contudo, embora o que a revista *John Bull* chamara de "sequência impossível de prever" ainda fosse demorar um pouco.

Nesse ínterim, a experiência de James Marsh no banco de testemunhas o enviara de volta ao laboratório, refletindo sobre um novo desafio: como encontrar uma maneira definitiva de detectar a menor pitada de arsênico e separá-lo do material que o continha. O que ele não dissera aos tribunais era o quão insatisfatórios os testes lhe pareciam: incapazes de detectar pequenos traços do veneno, não confiáveis quando a amostra continha matéria orgânica como alimentos, vômito ou conteúdo estomacal e, no caso de um dos experimentos, baseados no inteiramente subjetivo olfato do analista.

"A despeito dos métodos aprimorados que foram inventados recentemente para detectar a presença de pequenas quantidades de arsênico nos alimentos, no conteúdo estomacal e misturado a várias outras matérias orgânicas e vegetais", escreveu ele, "ainda é necessário um processo para separá-lo judiciosa e comodamente e apresentá-lo em uma forma pura e inequívoca para o exame por meio dos testes apropriados". Em outras palavras, a ciência precisava abordar a questão de um ponto de vista diferente.

Marsh começou a atacar o problema sempre que tinha um tempo livre de seus deveres oficiais no Arsenal Real e na Real Academia Militar, construindo seus próprios equipamentos com os recursos disponíveis no laboratório. No outono de 1836, um artigo foi publicado no *Edinburgh New Philosophical Journal* sob o título "Account of a method of separating small quantities of arsenic from substances with which it may be mixed" ["Relato sobre um método para separar pequenas quantidades de arsênico das substâncias com as quais ele possa estar misturado"]. O autor era James Marsh, do Arsenal Real, Woolwich.

O método de Marsh se baseava no fato de que, quando uma solução de arsênico, em qualquer uma de suas formas, entra em contato com o hidrogênio, ela reage para formar o gás arsina. Assim, o hidrogênio poderia ser introduzido na amostra — pela introdução de ácidos hidroclorídrico ou sulfúrico, seguidos de zinco — e o arsênico metálico seria recuperado da arsina.

Usando esse método, o analista evitaria o risco de um falso positivo, problema comum nos testes de precipitação. Um precipitado amarelo de trissulfeto de arsênico, por exemplo, costumava ser difícil de ver no conteúdo estomacal, ao contrário dos resultados dos testes químicos para outras substâncias. (A aspirina na urina fornece uma cor púrpura quando cloreto de ferro é introduzido, por exemplo. Antigamente, os hospitais mantinham um conjunto de tubos mostrando as diferentes tonalidades e, a menos que a cor púrpura fosse muito pálida, um resultado positivo era sempre fácil de ver.)

Como o velho teste de redução, o teste de Marsh procurava, em vez disso, reconstituir o elemento arsênico. Um júri seria muito mais fácil de convencer se o cientista pudesse mostrar o "espelho" e dizer: "Este é o arsênico que recuperei." Se vissem um composto de arsênico, os jurados poderiam perguntar "Então, não se trata propriamente de arsênico?" e achar a subsequente explicação científica difícil de compreender.

Para o experimento, Marsh projetou um aparelho simples: um tubo de vidro em forma de "U" e aberto de ambos os lados, com um braço de 13 centímetros e outro com cerca de 20 centímetros. O químico introduziria uma vareta de vidro de 2,5 centímetros no braço mais curto, seguida de um pequeno pedaço de zinco, que seria mantido no lugar pela vareta. Uma rolha e uma válvula com bocal fino seriam então introduzidas na ponta do tubo, com a válvula aberta.

A amostra, misturada com ácido sulfúrico diluído, seria introduzida no braço mais longo do tubo, em um nível logo acima da rolha. O zinco logo começaria a liberar bolhas de gás: hidrogênio puro se nenhum arsênico estivesse presente ou arsina se o líquido contivesse arsênico em qualquer forma. As primeiras pequenas quantidades escapariam, para retirar todo o ar do dispositivo. A válvula então seria fechada e o gás se acumularia no braço menor, elevando o fluido ainda mais até que o nível de líquido estivesse abaixo do zinco, quando então nenhum gás adicional seria produzido.

Quando a válvula fosse aberta, o gás, sob a pressão do fluido, escaparia pelo bocal. O químico então rapidamente inflamaria o gás e o conteria em uma peça de vidro ou, melhor ainda, de porcelana branca. Qualquer arsênico presente seria depositado como um filme de metal sobre o vidro. Se nenhum arsênico estivesse presente, o vidro primeiro ficaria embaçado com o vapor de água e, em seguida, secaria rapidamente e se mostraria limpo.

Essa era a teoria, de qualquer modo, e, para deleite de Marsh, o experimento funcionou:

> Tive a satisfação de descobrir, durante o teste, que minhas expectativas foram realizadas [...]. Fui [...] capaz não somente de separar quantidades muito diminutas de arsênico de mingau, sopa, cerveja, café e outros líquidos alimentares como também, continuando com o processo por tempo suficiente, pude eliminar todo o arsênico no estado de hidrogênio arseniado [arsina], puro ou, na maior parte dos casos, misturado apenas a um excesso de hidrogênio.

O teste era extraordinariamente sensível. Marsh trabalhou com diluições de 6 miligramas em 2,3 litros de água "e obteve disso mais de cem crostas metálicas distintas de arsênico", embora paciência fosse necessária: "Foram necessários vários dias antes que a mistura usada deixasse de dar indicações de presença de arsênico." Marsh projetou um dispositivo maior para trabalhar com amostras de mais de 2 litros, mas o princípio era o mesmo. Com o pequeno aparelho, ele obteve as "crostas metálicas distintas" de uma gota de solução de Fowler, que continha apenas 0,05 miligrama de arsênico.

Ele ficou particularmente satisfeito com a simplicidade do processo: ele acreditava que qualquer um poderia fazer o teste, usando uma aparelhagem ainda mais básica que a dele.

O PÓ DO HERDEIRO

> Posso dizer, inequivocamente, que não existe cidade ou vilarejo onde ácido sulfúrico e zinco não possam ser obtidos e qualquer casa forneceria ao engenhoso experimentalista amplos recursos para seu propósito; um frasco de 30 milímetros com uma rolha e um cachimbo, ou uma bexiga com o mesmo arranjo afixado a sua extremidade, poderiam, em casos de extrema necessidade, serem empregados com sucesso, como o fiz repetidamente com esse objetivo.

A revelação do teste de Marsh foi um momento revelador e saudado como tal pela comunidade científica. Christison a chamou de bela intervenção e o químico alemão Liebig a descreveu como "superando a imaginação". O autor de *A General System of Toxicology* [Um sistema geral de toxicologia], Orfila, também a recebeu com entusiasmo, particularmente em sua tentativa de provar que o arsênico agia por absorção. Ele usou o teste de Marsh para extrair o veneno de órgãos humanos e animais, tecidos e fluidos, trabalhando com corpos de vítimas de suicídio, assim como com seus usuais sacrifícios de centenas de animais. A descoberta de Orfila significava que os analistas podiam, a partir de então, trabalhar com amostras "puras" do próprio corpo — fígado, baço, rins, músculos, sangue e urina, por exemplo —, em vez do problemático conteúdo estomacal.

A Sociedade de Artes ficou especialmente fascinada, pois esse era o projeto que ela declarara uma prioridade em 1821, dois anos antes de conceder a Marsh a medalha de prata por seu aparelho eletromagnético portátil. Em 9 de abril de 1836, James Marsh estava novamente perante o comitê de química no elegante edifício Adelphi, no fim da rua Strand.

"O candidato forneceu uma descrição verbal muito detalhada de seu processo e o ilustrou com numerosos experimentos", relatou a Sociedade. Dessa vez, Michael Faraday, o homem que iniciara Marsh em sua pesquisa sobre o arsênico, não estava presente, mas ele enviou uma carta "altamente favorável ao método e ao aparato do sr. Marsh". A opinião de Faraday foi endossada por outros membros do comitê, que agora incluía Alfred Swaine Taylor. O comitê "expressou grande e decidida aprovação à investigação do sr. Marsh, que simplificou, de grande modo, o método para detectar arsênico, assim evitando muitas fontes de erro a que os melhores métodos usuais estão sujeitos". O teste de Marsh, disse o comitê, era "digno da atenção da Sociedade".

O teste se mostrou digno não apenas da atenção da Sociedade, mas também de sua grande medalha de ouro. A cerimônia de premiação ocorreu em 7 de junho, no grandioso Hanover Square Rooms, em Mayfair, e Marsh recebeu seu prêmio do vice-almirante Sir Edward Codrington. Nesse momento, o interesse público pelas últimas descobertas da ciência e da manufatura era tal que a sede da Sociedade no edifício Adelphi era incapaz de receber todos que queriam comparecer. O evento mudara de local várias vezes nos últimos anos e, em 1837, a cerimônia seria transferida mais uma vez, dessa vez para o King's Theatre, em Haymarket.

Mesmo em sua excitação inicial, contudo, Marsh indicara dois inconvenientes em seu processo. O primeiro era que o calor necessário para queimar o hidrogênio poderia fazer com que o vidro quebrasse e o gás arsina que escaparia dele era mortal. "Se o tubo, ainda quente, for aproximado do nariz, o odor peculiar, semelhante ao alho, que é característico do arsênico, será perceptível", explicou Marsh, acrescentando: "Grande cautela deve ser empregada ao cheirar, pois cada centímetro cúbico contém 1 miligrama de arsênico."

Mas o risco para os membros e para a vida do analista não era a única dificuldade. Marsh também advertiu que o reagente (zinco) utilizado para criar o hidrogênio às vezes também estava contaminado por pequenas quantidades de arsênico, usado no processo de manufatura. O analista podia se prevenir contra isso se, primeiro, fizesse o teste com o zinco e uma amostra vazia. Marsh fez com que isso soasse simples, mas o problema das impurezas nos reagentes do teste não era tão fácil de superar e quase arruinaria sua reputação como principal toxicologista forense de sua época.

E sua alegação de que nenhuma competência particular era necessária também se mostrou espetacularmente errada. Se a amostra contivesse o veneno antimônio, por exemplo — e o antimônio, como o arsênico, era fácil de obter —, ele também surgiria como um filme negro sobre o vidro, e seria necessária alguma experiência para diferenciá-los. "Embora o olho experiente possa discernir algumas diferenças entre as crostas, a do antimônio sendo mais prateada e metálica", comentou o químico Henry Hough Watson, de Bolton, "mesmo assim a linha divisória não é fácil de demarcar". Em 1831, um especialista prevenira contra os perigos de confundir os "sublimados brilhantes" de dois outros venenos — mercúrio e cádmio — com o do arsênico ao usar o velho método de redução.

E, embora os toxicologistas estivessem encantados com a habilidade de Marsh de detectar até as menores quantidades de veneno, essa mesma sensibilidade introduzia uma nova margem de erro: o teste podia igualmente detectar as diminutas quantidades de arsênico presentes no solo do cemitério, nos reagentes, nos vasilhames utilizados para conter as amostras e no próprio ambiente, em uma época na qual o arsênico era comum em tintas e pigmentos.

No ano seguinte, um químico sueco chamado Jöns Berzelius encontrou uma maneira de medir o arsênico extraído pelo método de Marsh, tornando o teste tanto quantitativo quanto qualitativo. Berzelius passou a arsina por um tubo de vidro aquecido no meio. O gás era inflamado quando escapava da solução reativa e o resultante arsênico metálico era depositado dentro do tubo de vidro, que era então pesado.

Ironicamente, foi o caso que forneceu a James Marsh sua reputação internacional que demonstrou o quão difícil o teste podia ser, mesmo nas mãos de químicos experientes.

No outono de 1840, na região de Limousin, França, o corpo de Charles Lafarge foi removido de sua cova, embora "corpo" acabasse se mostrando um eufemismo, quando o caixão foi aberto. Charles estava morto há apenas alguns meses, mas tão decomposto que os funcionários abandonaram seu equipamento de suspensão e passaram a usar uma grande colher. A pasta que um dia fora Monsieur Lafarge foi então devidamente recolhida e transportada em potes de cerâmica até Tulle, onde vários químicos aguardavam em um laboratório improvisado na rua do Palais de Justice.

O caso Bodle absorvera a atenção do público inglês, mas o julgamento de Marie Lafarge atraíra audiência global. A história tinha de tudo. A aristocrata de 24 anos e órfã Marie Fortunée Capelle fora enganada e se casara com Charles Lafarge, que se apresentara como um abastado industrial e proprietário de um grande castelo no sul da França. Tarde demais, Marie descobriu que o marido estava à beira da falência, o castelo estava caindo aos pedaços e ela teria de dividir a nova casa com uma sogra cruel e uma infestação de roedores. Acrescente-se a isso a brutalidade e a falta de atrativos pessoais de Charles — "suas palavras eram ditas de um modo que chocavam o refinamento de Marie", segundo o *New York Times* — e esse claramente não era um caso de felizes para sempre.

Apenas alguns meses depois do casamento, Lafarge começou a sofrer ataques de vômitos e diarreia, sempre após ingerir alimentos ou bebidas preparados por Marie, que estivera comprando arsênico, segundo ela, para lidar com os ratos. Quando ele morreu algumas semanas depois, uma autópsia e uma análise foram ordenadas e os químicos relataram ter encontrado uma pequena quantidade de arsênico em seu estômago e grandes quantidades no leite e na água com açúcar que Marie estivera lhe administrando.

Madame Lafarge exibiu uma figura romântica no banco dos réus, "sua palidez tornada ainda mais espetacular pelo negrume corvino de seu cabelo e por seu escuro traje de luto", disse o *New York Times*. O *Times* de Londres republicou um longo artigo do jornal de língua inglesa baseado em Paris *Galignani's Messenger*, citando outro admirador: "Sua maneira de falar [...], que é cativante, permanece [...] a própria encarnação da benevolência. [...] Ela sempre tenta agradar, e nunca eclipsar." E então havia a excelência de suas habilidades ao piano, sua voz deliciosa, sua competência em mais de uma ciência, suas leituras e traduções de Goethe, sua fluência em várias línguas e sua composição de poemas em italiano. O dilema da bela e jovem viúva claramente comovera vários homens a seu redor.

Seu advogado começou por ler uma carta de Mathieu Orfila dizendo que o teste de precipitados ou cor realizado pelos químicos locais não era suficiente: "O próprio precipitado precisa ser analisado e, nele, arsênico metálico deve ser encontrado", escreveu Orfila. O tribunal recrutou químicos mais experientes, que usaram "os mais recentes métodos, especialmente o processo de Marsh" nas amostras. Eles não encontraram o menor traço de arsênico. Marie Lafarge não desapontou quando o resultado foi anunciado, apertando as mãos, elevando os olhos aos céus e então desmaiando e tendo de ser carregada para fora do tribunal, enquanto seu advogado se sentava, em lágrimas.

Esse drama, contudo, foi meramente o primeiro ato. O resultado do teste só mostrou que os dois grupos de especialistas discordavam entre si, argumentou o promotor. Foi então que o tribunal ordenou a exumação do corpo de Charles e os extraordinários experimentos a céu aberto tiveram lugar. Novamente, os químicos não encontraram nenhum traço de arsênico, mas a acusação mais uma vez questionou os resultados. A essa altura, pessoas de vários continentes estavam acompanhando o vaivém entre os advogados e os químicos, especulando sobre o que os próximos experimentos poderiam revelar.

O juiz ordenou uma última rodada de testes. Orfila, convocado a Paris por telegrama expresso, chegou a Tulle com dois colegas e começou a trabalhar na mesma noite. Por uma vez, Orfila não deu um espetáculo público. Ele se isolou por quase 24 horas, entrando no tribunal às 17 horas do dia seguinte. Quando se levantou para falar, uma convenientemente dramática tempestade irrompeu sobre a cidade e, em uma sala de audiências escura, iluminada intermitentemente pelos raios, o cientista disse a sua audiência que tinha quatro peças de informação para partilhar. Primeiro, ele encontrara arsênico metálico no corpo de Charles Lafarge; segundo, o arsênico não viera dos reagentes utilizados nos testes, nem da terra em que o corpo estivera enterrado; terceiro, o arsênico não era o mesmo em geral presente no corpo humano; e quarto, "não é impossível explicar as inconsistências nos testes dos outros especialistas". Uma explicação possível era que a chama utilizada fora muito quente, sugeriu ele.

Desesperada, Marie escreveu para o químico e político socialista François-Vincent Raspail, também baseado em Paris. Seus advogados claramente sabiam que Raspail não era um admirador de Orfila — se alguém era qualificado, em termos científicos e de temperamento, para encontrar erros nos resultados do toxicologista, era ele. "Chamo em meu auxílio sua ciência e seu coração", escreveu Marie. "Experimentos químicos restauraram para mim uma porção da opinião pública que me torturou pelos últimos oito meses — o sr. Orfila chegou e eu novamente caí no abismo." A essa altura, o cabelo negro de Marie estava raiado de branco e ela tinha de ser carregada até o tribunal em um sofá.

Raspail, a princípio, hesitou, por causa de suas escaramuças anteriores com Orfila. Mas, percebendo que era tarde demais para chamar outra pessoa e após ouvir um relato sobre os experimentos de Orfila, que lhe pareceram "muito defeituosos", ele também partiu para Tulle. Ele disse ter sido profundamente afetado por Marie, "uma mulher devorada pelo pesar", mas tentou manter a atitude profissional e parecer "frio como um químico". Tudo foi em vão, contudo: a jornada deveria ter levado 36 horas, mas sua carruagem quebrou e ele chegou com oito horas de atraso. O júri, claramente menos suscetível ao charme de Marie, levara apenas uma hora para declará-la culpada.

Antes de retornar à capital, no entanto, Raspail inspecionou os resultados de Orfila: três pratos estavam no escritório de registro do tribunal, manchados com o que o toxicologista dissera ser arsênico recuperado das amostras. Raspail não ficou impressionado. As manchas nos dois primeiros pratos eram "tão pequenas e indefinidas e as indicações [...] tão equívocas que eu hesitaria em declará-las arsênico", disse ele. "Quanto ao terceiro prato, as manchas podem ser de arsênico, mas tenho sérias observações a fazer sobre esse ponto." Uma delas era que o produto químico que Orfila trouxera consigo de Paris e que produzira as manchas no terceiro prato não fora testado para determinar sua pureza. Quando os químicos de Limoges haviam comentado esse fato, Orfila se oferecera para retirar o prato completamente. Nesse caso, a acusação de envenenamento por arsênico tinha de ser retirada, pois os dois primeiros pratos não apoiavam a descoberta, disse Raspail. Ele também questionou a estimativa de Orfila de que havia meio miligrama de arsênico no terceiro prato — ele diria que havia menos de um centésimo de miligrama. Orfila ameaçou processar Raspail por difamação, mas nada disso ajudou Marie. Sentenciada a trabalhos forçados perpétuos, ela finalmente foi libertada por razões de saúde após doze anos e morreu alguns meses depois.

Um estranho incidente, ocorrido dois anos após o caso Lafarge, atraiu menos publicidade. Durante o julgamento de outra mulher acusada de envenenamento por arsênico, madame Lacoste, perguntou-se ao analista prestando depoimento, sr. Chevallier, colega de Orfila, se a quantidade encontrada na análise do caso Lacoste era a mesma que condenara Marie Lafarge. Chevallier respondeu: "Não posso responder à pergunta; o que se disse ser veneno encontrado no corpo de Lafarge era imponderável: a quantidade era tão infinitesimal que não pode cumprir as condições de uma comparação-padrão na qual se utilizam as palavras 'mais' ou 'menos'."

L'affaire Lafarge estabeleceu o processo de Marsh como o teste seminal para arsênico, mas, ao mesmo tempo, mostrou quão errado ele estivera ao afirmar que o teste era simples e declarar que qualquer amador poderia realizá-lo. Assim, um ano após a condenação de Marie Lafarge, os toxicologistas ficaram muito satisfeitos ao saber que um teste suplementar poderia ser ainda mais rápido e simples. O químico alemão Hugo Reinsch propôs ferver o líquido suspeito com ácido hidroclorídrico e uma folha de cobre limpa. O arsênico (assim como outros metais) formaria uma mancha metálica cinza-escuro na folha. "Nada pode ser mais fácil", anunciou o toxicologista Robert Christison.

Embora o teste de Reinsch fosse mais simples de realizar que o de Marsh, ele não era capaz de detectar arsênico em todas as suas formas e o teste de Marsh, com o aperfeiçoamento de Berzelius, era melhor para detectar a quantidade de veneno envolvido: em um caso criminal, isso claramente ajudava a saber se o arsênico presente constituía uma dose fatal. E, embora o teste de Reinsch fosse um importante avanço para a ciência forense, ele era aberto demais ao erro, como um caso notório nos tribunais demonstraria mais tarde.

Dificuldades à parte, na opinião da Sociedade de Artes, o processo de Marsh "fornecera um enorme benefício público", pois,

> em exames judiciais de suspeita de envenenamento por arsênico, um químico costuma ser chamado com o objetivo de examinar se a presença de arsênico pode ser detectada no conteúdo estomacal, nas ejeções dos intestinos ou no que pode ter restado do veículo líquido ou sólido [em geral algum tipo de alimento] em que o veneno supostamente fora administrado.

Se somente uma quantidade mínima de arsênico estivesse presente, contudo, então o processo envolvido exigia "considerável familiaridade com a manipulação química", o que significava que o depoimento dos químicos frequentemente era "incerto e vacilante". Isso prejudicava a sociedade se um culpado escapasse à justiça e prejudicava o homem inocente "se ele fosse condenado e seu caráter caluniado em função da ambiguidade de um teste químico".

Todo o país partilhava do alívio da Sociedade com o fato de que uma pessoa culpada já não podia escapar da justiça e de que nenhuma pessoa inocente poderia ser erroneamente condenada. Alguns comentadores foram ainda mais longe: agora que os cientistas podiam detectar com absoluta certeza a menor quantidade de veneno, ninguém se arriscaria a usar arsênico para cometer homicídio. Era impossível superestimar os benefícios que a química fornecera à humanidade, declarou o *Pharmaceutical Journal*. Agora, o envenenamento por arsênico, o "mais execrável dos crimes [...], felizmente fora banido do mundo". Ou, ao menos, era o que parecia.

16
E SE O QUÍMICO ESTIVER ERRADO?

O *Times* não foi o único jornal a denunciar o chocante romance de três volumes lançado por Sir Edward Bulwer-Lytton em 1846, *Lucretia, or the Children of the Night*. O *Daily News* o chamou de "odioso da primeira à última página" e o *Morning Chronicle* acusou o autor de mergulhar "nos sedimentos do crime" e ter sido "esmagado pela fétida atmosfera". Os críticos estavam particularmente aborrecidos com o fato de Sir Edward ter apresentado sua homicida heroína como educada, inteligente e mesmo compreensiva.

Dado o assunto do livro e o sinistro estilo de Bulwer-Lytton, os ataques na imprensa popular eram bastante previsíveis, mas o quase sempre sóbrio *London Medical Gazette*, editado pelo seriamente científico Swaine Taylor, soou tão transtornado quanto, chamando o romance de "manual de envenenamento". *Lucretia* parecia ter sido escrito quase que com o expresso objetivo de "conceder dignidade ao crime de homicídio e reviver na mente do público um interesse pela perdida arte italiana do envenenamento". O mais eloquente romancista da época dera ao mundo uma obra de ficção "cuja moral e detalhes da trama consistem em uma completa revelação sobre a arte de assassinar com veneno".

A acusação era ligeiramente imprecisa. Um assassino potencial que tentasse utilizar *Lucretia* como manual de instruções ficaria desapontado. Sir Edward escreveu sobre um líquido sem gosto e sem cor que chamou de "o celebrado veneno napolitano" (talvez pensando na Aqua Tofana), que ele afirmava ter "até então confundido todo teste conhecido no exame póstumo dos cirurgiões". Na improvável circunstância de que algum "inesperado segredo da ciência química" pudesse detectá-lo, possivelmente nenhuma suspeita recairia sobre o "ministrante da morte".

Nenhum veneno assim era conhecido na Inglaterra, mas, ao sugerir a possibilidade, Sir Edward encorajava os fracos e perversos a tentarem, disseram os críticos. De fato, Bulwer-Lytton alegou que os crimes em *Lucretia* eram baseados em eventos reais: "Não houve nenhum tipo de exagero, nenhum distanciamento dos detalhes. Nos mais importantes fatos essenciais [...], eu narrei uma história, em vez de inventar ficção."

Os leitores foram rápidos em identificar os criminosos da vida real. Marie Lafarge era considerada o modelo para a refinada Lucretia Clavering, enquanto o enteado de Lucretia, Gabriel Varney, teria sido baseado no artista e escritor inglês Thomas Wainewright, que quase certamente envenenara a mãe e a cunhada para receber seu seguro de vida, provavelmente com estricnina. Wainewright nunca foi acusado de homicídio, mas, em 1837, foi condenado por falsificação e preso. Sua história assombrou vários escritores, inspirando uma porção de livros e peças de qualidade variada. Talvez, como Sir Edward, os autores vissem glamour em sua elegante *persona*. Charles Dickens viu Wainewright em uma visita a Newgate e o usou para os personagens de *Martin Chuzzlewit* e *Little Dorrit* [A pequena Dorrit], assim como um conto, "Hunted Down" ["Caçado"].

O fato de que o *London Medical Gazette* escolheu discutir *Lucretia* era significativo. A obra dificilmente se adequava aos textos que o jornal costumava selecionar para crítica; títulos recentes incluíam *Clinical Observations on Diseases of the Genito Urinary Organs* [Observações clínicas sobre doenças dos órgãos genitais e urinários], *Artificial Mineral Waters* [Águas minerais artificiais], *Bathing and Sea Baths* [Banhos e banhos de mar] e *On Gout: Its History, Its Causes and Its Cure* [Sobre a gota: sua história, suas causas e sua cura]. O que fez *Lucretia* ser escolhido foi o momento: sua publicação coincidiu com uma explosão de histeria pública a respeito de envenenamento que duraria mais de doze anos.

Durante séculos, os ingleses haviam visto o envenenamento como uma das artes negras amplamente praticadas por estrangeiros covardes como os Borgia e Giulia Tofana, mas, mesmo antes da morte de George

Bodle, as percepções estavam começando a mudar. O envenenamento já não era visto como raro e exótico, mas como uma ameaça palpável a cidadãos respeitáveis em suas próprias casas. Já em 1827, em um estranho ensaio de humor negro chamado "On Murder Considered as One of the Fine Arts" ["Sobre o assassinato considerado uma das altas artes"], Thomas de Quincey lamentara o retrocesso na maneira como os ingleses matavam uns aos outros: "Fora com esses manipuladores de veneno, digo eu: eles não conseguem se limitar ao velho e honesto hábito de cortar gargantas, sem introduzir tais abomináveis inovações vindas da Itália?"

As preocupações não eram completamente infundadas. O número de casos de suspeita de envenenamento chegando aos tribunais certamente cresceu no auge do pânico, nos anos 1840: entre 1839 e 1848, Old Bailey viu o número de tais julgamentos triplicar em relação aos dez anos anteriores — 23, comparados a sete, ao passo que, entre 1809 e 1818, houvera apenas dois e, nos vinte anos entre 1779 e 1798, nenhum. E, dos dezenove julgamentos de envenenamento por arsênico no Corte Criminal Central entre 1739 e 1878, nove ocorreram entre 1752 e 1844, com oito mais no breve período entre maio de 1846 e agosto de 1850. Longe de estarem assustados com avanços como os testes de Marsh e Reinsch, parecia que os envenenadores estavam se tornando ainda mais engenhosos.

O envenenamento era um negócio sigiloso e sinistro, e a fácil disponibilidade do arsênico o tornava a mais dissimulada e sinistra substância de todas. Em quem confiar? Aquele parente amoroso ou aquele criado leal estariam escondendo um terrível propósito por trás de seus sorrisos? Todos os médicos seriam tão bons quanto John Butler em distinguir um envenenamento de uma doença? E, se houvesse suspeita de envenenamento, as autoridades seriam capazes de levar o criminoso à justiça? Afinal, ninguém pagara pelo assassinato de George Bodle. Mais assustadora que tudo era a ideia de que ninguém sabia quantas pessoas haviam cometido o mesmo crime impunemente. Se o assassino de George Bodle tivesse sido um pouco mais sutil, um pouco mais paciente, será que alguém teria suspeitado que um velho sentindo dores no estômago, tão perto do fim da vida natural, havia sido assassinado?

"A ciência do envenenamento parece ter chegado a um ponto tão alto de perfeição que sua operação desconcerta os olhos dos observadores comuns", acreditava o *Times*. "Se é atacado por uma sensação mortal e se torna cada vez mais fraco, como você sabe que não foi envenenado?" perguntou o *Leader*. "Se suas mãos formigam, você não imagina que é arsênico? [...] Seus amigos e parentes sorriem amavelmente; a refeição [...] parece saudável, mas como dizer que não há arsênico no curry?" Ninguém, é claro, tinha como saber, e isso era aterrorizante. "Ficamos aterrorizados com isso [envenenamento por arsênico] durante as noites [...] investigamos ativamente sua presença em nosso pão, nosso vinho, nosso molho", afirmou Henry Morley em *Household Words*.

Na verdade, as chances de Morley se tornar uma vítima eram poucas. Quando os casos de envenenamento criminoso estavam no auge, nos anos 1840, houve apenas 98 julgamentos assim na Inglaterra e Gales, em uma população de quase 20 milhões de pessoas. E o aumento de três vezes no número de julgamentos por envenenamento em Old Bailey entre 1839 e 1848 se mostrou um pico. Entre 1849 e 1858, os números caíram para dezessete, antes de despencar para sete entre 1859 e 1868.

Parte do crescimento nos anos 1840 se deveu à melhor detecção. Ao permitir que cientistas expusessem assassinos que de outro modo teriam se livrado, James Marsh involuntariamente ajudara a promover a ideia de que os envenenadores estavam por toda parte e que o perigo se escondia em cada gole de leite e colherada de ensopado. Mas Marsh não era o único fator em jogo.

Em 1836, o mesmo ano em que Marsh publicou seu artigo, o governo diminuiu os impostos sobre os jornais de 4 para 1 centavo. Isso, por sua vez, coincidiu com o rápido crescimento da alfabetização entre as classes operárias, criando um mercado massivo para material de leitura barato e leve. Histórias sobre crime e punição eram tão populares na época quanto o são hoje em dia e os casos de envenenamento eram relatados com particular entusiasmo.

O PÓ DO HERDEIRO

Os jornais de luxo também acharam que os crimes de envenenamento eram bons para os negócios. Em 1856, quando o *Illustrated Times* publicou uma edição especial sobre o julgamento do "envenenador de Rugeley", o dr. William Palmer — cujas vítimas supostamente incluíam sua esposa e vários de seus filhos, além de um colega de jogo, John Parsons Cook —, afirmou-se que sua circulação havia dobrado e atingido o número de 400 mil exemplares. E, enquanto Palmer aguardava a execução, esperando uma suspensão, uma vez que os toxicologistas argumentavam que suas alegadas vítimas haviam morrido de envenenamento por antimônio, por estricnina ou por doenças naturais, o *Lloyd's Weekly* encomendou duas "gigantescas" impressoras rotatórias com seis alimentadores à empresa Hoe, de Nova York, capazes de produzir 15 mil cópias por hora.

A primeira edição do *News of the World* surgiu em 1º de outubro de 1843. A 3 centavos o exemplar, o jornal pretendia "ser uma novidade em literatura jornalística" acessível às classes mais pobres. Na primeira página, ao lado do editorial prometendo "a destemida defesa da verdade", estava a manchete "Extraordinária acusação de sedação e estupro". A história tratava de Emma Munton, "uma jovem muito bonita de 17 anos", que teria sido sedada e sequestrada por um cirurgião. O artigo adjacente tinha como manchete "Mulher envenenada ao tentar realizar aborto". William Haines, "o proprietário de uma respeitável loja de azeite" (presumivelmente, havia lojas de azeite pouco respeitáveis), foi acusado de acidentalmente matar a esposa com 60 gramas de sulfato de potássio.

Enquanto as classes mais pobres da sociedade do *News of the World*, e muitas das classes mais ricas também, saboreavam um relance de tais casos, alguns dos mais atentos ou nervosos cidadãos temiam que os jornais se tornassem, assim como *Lucretia*, manuais de instrução sobre assassinato. O criminoso potencial poderia estudar os erros que haviam colocado os acusados nos bancos dos réus — e evitá-los. Quando o proprietário do *News of the World*, lorde Riddell, encontrou-se com Frederick Greenwood, editor do *Pall Mall Gazette* — um jornal que se descrevia como sendo escrito "por cavalheiros para cavalheiros" —, Greenwood admitiu que nunca lera a escandalosa publicação de Riddell. Riddell lhe enviou um exemplar. Da próxima vez em que se encontraram, Riddell perguntou a opinião de Greenwood. "Eu li", disse o editor, "e joguei no lixo. Em seguida, pensei: 'Se deixá-lo ali, a cozinheira pode ler.' Então eu o queimei." Talvez seja significativo o fato de que, em toda sua residência, o que mais preocupava Greenwood era que a mulher que preparava sua comida pudesse colocar as mãos no jornal.

E todos os estratos da sociedade haviam sido afetados, ou assim parecia. Os casos Bodle e Lafarge envolviam pessoas abastadas e externamente respeitáveis, mas os escândalos sobre os clubes funerários incluíam pessoas do outro extremo da escala social. Os anos 1830 haviam testemunhado a emergência das sociedades de amigos, uma versão mais barata das apólices de seguro compradas pelos ricos e, de mãos dadas com elas, chegara um esquema mais especializado: o clube funerário. Em troca de uma taxa entre meio e 1 centavo por semana, o clube pagava as despesas do funeral do segurado. Dessa maneira, mesmo os que haviam sofrido uma vida de indignidade poderiam evitar a vergonha final de serem enterrados na cova coletiva dos pobres. Quando a depressão da economia levou a um crescimento maciço do desemprego, contudo, uma prática horripilante foi revelada.

Em 1843, o reformador social Edwin Chadwick relatou que pais estavam inscrevendo seus filhos em vários clubes funerários ao mesmo tempo, a fim de reivindicar pagamentos maiores quando eles morriam. E alguns, afirmou ele, iam ainda mais longe: ele ouvira sobre casos em que arsênico fora encontrado no estômago das crianças.

O romance *Sybil*, de Benjamin Disraeli, publicado em 1845, apresenta uma mãe dizendo: "Esse pobre bebê não pode lutar por muito mais tempo. Ele pertence a dois clubes funerários: receberei três libras de cada e, após os refrescos e o funeral, haverá o suficiente para pagar todas as nossas dívidas e ficar bem."

Mas, quando Rebecca Smith foi enforcada em Devizes em 1849 por envenenar seu filho Richard, de um mês de idade, nenhum clube funerário estava envolvido, apenas miséria e desespero inexoráveis. Rebecca tinha 43 anos, era casada com um alcoólatra e supostamente estava em más condições de saúde e "sofrendo grandes privações". Ela tivera onze filhos em dezoito anos de casamento, mas somente sua primogênita sobrevivera. Quando houve suspeitas em relação à morte de Richard, os corpos de algumas das outras crianças foram exumados e William Herapath, um toxicologista de Bristol, foi chamado para testar os restos mortais. Uma das crianças, Sarah, morrera em 1841, aos 12 dias de vida, e outra, Edward, morrera em 1844, com 15 dias. Herapath encontrou arsênico em seus esqueletos e no mofo negro que se desenvolvera em seus ossos. Ele acreditava ser aquela a primeira vez que se encontrava arsênico em um corpo enterrado há oito anos e levou seus resultados — tubos de vidro com arsênico branco, depósitos metálicos, verde de Scheele e auripigmento — até o tribunal, para que os jurados vissem por si mesmos.

Rebecca, nesse ínterim, confessara ter matado seus sete outros filhos com arsênico. O *Era* imprimiu um relato gratuito que fixou sua história como uma perversão de tudo que a maternidade deveria ser. Ela administrara o veneno, ou assim o jornal afirmava, "da maneira mais antinatural", espalhando arsênico no seio e, assim, "convertendo o canal de sustento [das crianças] no objeto de sua destruição". O motivo de Rebecca, segundo ela, fora o medo de que os filhos "passassem necessidade". E sua única preocupação em ser enforcada era que o marido negligenciasse sua única filha sobrevivente.

O PÓ DO HERDEIRO

O *Lloyd's Weekly* relatou a inevitável sentença com a manchete: "Outra envenenadora condenada à morte", ao passo que o *Daily News* associou sua história à de Mary Ann Geering, condenada em Lewes por matar o marido. Assim, na suposta epidemia de envenenamento que engolfava o país, as mulheres — desde Eva, com sua maçã contaminada, passando por Lívia, esposa de Augusto, Giulia Tofana e Lucret(z)ias, Borgia e Clavering — eram as mais temidas. Elas eram intrigantes, enganadoras e, embora física e politicamente fracas, exerciam um poder aterrorizante por meio de seu domínio da cozinha e do leito dos enfermos. Como o próprio veneno, as mulheres operavam em um nível subliminar, mantendo seu objetivo oculto até que fosse tarde demais.

O medo das envenenadoras passara do limite três anos antes, quando uma suposta irmandade mortal fora descoberta em Essex. Se Marie Lafarge personificava a ameaça que se escondia por trás de rostos ternos e aparências elegantes, Sarah Chesham e Mary May incorporavam outro estereótipo, a brutalizada criatura das classes mais baixas.

Sarah, chamada de Sally Arsenic, fora presa por suspeita de ter envenenado o filho ilegítimo de um fazendeiro em troca de dinheiro, mas rapidamente se espalharam sussurros sobre a morte de dois de seus próprios filhos alguns meses antes. Os meninos foram exumados, e Alfred Swaine Taylor disse durante o inquérito que o corpo de Joseph continha arsênico suficiente para matar um adulto e o de James, o bastante para matar entre três e seis. Taylor apresentou seus estômagos no tribunal — o de Joseph estava intacto, mas o de James estava em "estado mole, polpudo, parecido com queijo — e também mostrou aos jurados o arsênico metálico que obtivera em uma folha de cobre, presumivelmente vindo de um teste Reinsch.

O *Times*, embora admitisse o inconveniente fato de que ainda não se provara a culpa de Sarah, maldisse toda a comunidade como cúmplice de seus crimes:

> em um vilarejo isolado e ignorante de Essex viveu uma famosa envenenadora — uma mulher cuja posição era tão conhecida quanto a de uma enfermeira ou lavadeira — que podia afastar qualquer obstáculo dispendioso ou desagradável [...] uma aceita e famosa assassina andava livre [...] inconteste e sem sofrer acusações [...] e todos os habitantes haviam visto seus filhos serem enterrados sem fazer nenhuma observação ou protesto, embora estivessem claramente convencidos de que ocorrera algo desonesto.

Quando Sarah foi julgada pelas mortes de seus filhos e do bebê, para surpresa de muitos, incluindo o editor do *Times*, ela foi inocentada. A despeito de algumas alegações sensacionalistas — foi dito que ela se esquivava pelo vilarejo com doces envenenados nos bolsos —, a acusação não encontrou nenhuma prova de que ela já possuíra arsênico, muito menos de que o administrara a Joseph e James, embora, a se acreditar em Swaine Taylor, alguém o tivesse feito. Mas a história ainda não chegara ao fim.

Três anos depois, o marido de Sarah, Richard, ficou doente, vomitando e se queixando de dores no peito e no abdome. Após sua morte, a autópsia encontrou uma leve vermelhidão em seus intestinos, mas seus pulmões estavam repletos de tubérculos (nódulos), parcialmente ulcerados e grudados às partes adjacentes do corpo. A cavidade peitoral continha ao menos 1,5 litro de fluido. Os médicos concluíram que Richard morrera de tuberculose.

O superintendente Clarke, da força policial de Essex, que, segundo o *Times*, "demonstrou muito zelo e atividade em relação à questão", pediu que Swaine Taylor analisasse certa quantidade de arroz encontrada no armário da cozinha de Sarah. O arroz continha nada menos que entre 700 miligramas e 1 grama de arsênico, disse Taylor. Ele também encontrou traços no estômago de Richard, mas não o suficiente para ter causado sua morte, embora arsênico em pequenas doses se provasse mais letal em alguém já enfraquecido pela tuberculose. O sr. Collins, secretário dos magistrados, perguntou a Taylor sobre as chances de condenação. Impossível se baseada apenas nas evidências médicas, disse o toxicologista, embora, se o vômito tivesse sido analisado na época, a história pudesse ter sido diferente.

O caso foi apresentado como um exemplo perfeito do que acontecia quando os menores detalhes do envenenamento eram revelados em romances e jornais. Durante o primeiro julgamento, uma testemunha médica descrevera os efeitos do arsênico quando administrados em diferentes condições e circunstâncias, lembrou o *Times*. Sarah "ouvira em silêncio no banco dos réus, ouvira e aprendera". E o *Pharmaceutical Journal* mudou de ideia. Agora, em vez de comemorar o fato de que o arsênico estava "felizmente banido do mundo", a publicação começou se inquietar com "o assassino moderno, que adapta seus expedientes ao refinamento da época, trazendo em seu auxílio as ferramentas da ciência".

Se Sarah realmente aperfeiçoara sua técnica, isso lhe trouxe pouco benefício. Como os sentimentos locais contra ela agora eram intensos, os magistrados "resolveram fazer o esforço de resolver o mistério". Uma nova testemunha se apresentou: Hannah Phillips alegou que Sarah se oferecera para matar seu marido abusivo "temperando" uma torta. O secretário do Interior, Sir George Grey, encaminhou a questão ao procurador-geral, que decidiu que Sarah deveria responder à justiça. Ela foi presa, julgada novamente e, dessa vez, considerada culpada.

Mas, durante o intervalo entre as mortes dos filhos de Sarah e a de seu marido, houvera mais incidentes estranhos entre as mulheres de Essex. Em 14 de agosto de 1848, Mary May, de 31 anos, "uma mulher de aparência repulsiva", foi executada pelo envenenamento por arsênico de seu meio-irmão em um vilarejo chamado

Wix, perto de Harwich. Seu sofrimento na ponta da corda havia sido misericordiosamente curto porque ela era grande e pesada, relataram os jornais. O motivo alegado fora o pequeno prêmio — 9 ou 10 libras — de uma apólice de seguro. Um mês depois, Hannah Southgate, de Tendring, Essex, foi julgada pelo envenenamento de seu primeiro marido, Thomas Ham. Descrevendo Hannah como "amiga íntima" de Mary May, o *Era* disse que se acreditava que as duas haviam "se envolvido em mais de um dos casos de envenenamento que desgraçaram o país". Magistrados supostamente haviam pedido ao secretário do Interior para autorizar exumações em quatro outros vilarejos de Essex.

O ferreiro Thomas Ham tivera "uma vida miserável" com a esposa, acusada de "conduta imprudente" com um jovem fazendeiro. Depois que Mary May foi enforcada, os rumores sobre Hannah se avolumaram. Certa mulher relatou ter ouvido Mary dizer a Hannah: "Se fosse meu marido, eu lhe daria uma pílula." E Hannah teria respondido: "Um dia desses, ainda vou dar uma dose a ele." Quando Thomas morreu, Mary supostamente visitara Hannah para congratulá-la.

Logo depois, Hannah se casara com o jovem fazendeiro. Agora, Thomas fora exumado e, novamente, Swaine Taylor foi chamado. Dessa vez, ele relatou ter encontrado 972 miligramas de arsênico no estômago do falecido, "suficiente para destruir cinco pessoas adultas". Mas, ao contrário de Sarah Chesham e Mary May, Hannah podia pagar por um advogado. William

Ballantine, um experiente frequentador de Old Bailey, foi contratado. Na sede das sessões judiciais de Essex, o sr. Ryland, pela Coroa, começou por admitir que não havia nenhum traço de prova direta contra a prisioneira, mas tais crimes não eram cometidos "em momentos, locais e circunstâncias que permitam que, mais tarde, as testemunhas forneçam os detalhes corretos", explicou ele. O envenenamento era um crime "mantido secreto, e portanto somente circunstâncias, expressões e atos podiam provar que fora cometido".

Muitas das "circunstâncias, expressões e atos" em que o sr. Ryland se apoiava consistiam em pessoas locais descrevendo discussões entre Hannah e Thomas e como ela ameaçara matá-lo. Uma das testemunhas mais danosas foi a ex-criada de Hannah, Phoebe Head, que contou uma história sobre a situação do casamento, com sua patroa preparando "mingau, araruta ou sagu" para o marido e os terríveis sofrimentos que ele enfrentara. Mas o sr. Ballantine demonstrou que Head dificilmente era imparcial nessa questão: Hannah recentemente a demitira por roubo. Quando Head foi questionada sobre seus três filhos com três diferentes homens, "ela atribuiu sua ruína à prisioneira, que convidava homens a sua casa, mas, sendo pressionada, admitiu que tivera um filho antes de se mudar para a casa de Ham", disse o *Ipswich Journal*. O que quer que tivesse se passado, Hannah não desperdiçara suas economias com o sr. Ballantine: ela foi absolvida.

O PÓ DO HERDEIRO

Os casos de Essex eram prova de "uma epidemia moral mais formidável que qualquer praga que possa ser importada do leste", anunciou o *Times*, em referência à cólera asiática. E existia alguma verdade na alegação de que havia mais possibilidade de os envenenadores serem mulheres, mesmo admitindo-se preconceitos de gênero. Entre 1820 e 1839, menos da metade (44%) dos relatos do *Times* sobre julgamentos por envenenamento apresentavam mulheres como acusadas, com virtualmente o mesmo número de homens e mulheres sendo acusados de tentarem envenenar seus cônjuges. Durante os anos 1840, contudo, quase dois terços (60%) das histórias envolviam réus do sexo feminino.

Um dia antes de Sarah Chesham ser enforcada — 24 de março de 1851 —, o conde de Carlisle iniciou a terceira leitura de seu Projeto de Lei para a Regulação da Venda do Arsênico na Câmara dos Lordes. Em vista do vasto número de sugestões que recebera, ele propunha várias mudanças. A maioria envolvia ajustes ordinários às regulações propostas. Dali em diante, para além de o farmacêutico registrar o nome do comprador, seu endereço e a razão para a compra de arsênico, por exemplo, tal comprador teria de assinar o que se tornou conhecido como livro de venenos. Mas então, no meio de uma tediosa discussão sobre os planos para colorir a substância, o conde introduziu uma rápida menção a uma proposta mais fundamental. Ele "achou que seria útil decretar expressamente que o arsênico só poderia ser vendido a homens adultos". Assim, como as crianças, as mulheres seriam proibidas de comprar arsênico. Os lordes aprovaram a emenda e o projeto foi enviado à Câmara dos Comuns para o estágio seguinte no caminho de sua transformação em lei.

Se Carlisle esperava que sua prestidigitação passasse despercebida, ele certamente ficou desapontado. Suas maquinações chegaram à atenção do filósofo e temido defensor dos direitos individuais, John Stuart Mill, que escreveu uma carta estridente ao secretário do Interior. A cláusula significava que todas as mulheres, da mais alta à mais baixa, seriam declaradas incapazes de possuir arsênico", alegou ele. Era impossível acreditar que "proposta tão monstruosa" tivesse recebido aprovação governamental, salvo por "inadvertência".

"Baseado em que o arsênico pode ser confiado a homens, mas não a mulheres, se não na suposição de sua peculiar malícia?" perguntou Stuart Mill. "E por que razão, ou sob qual provocação, fez-se esse insulto a elas? Porque, entre os últimos doze assassinatos, houve dois ou três casos [...] de envenenamento cometido por mulheres?" Se os últimos dois ou três assassinos tivessem sido homens ruivos, o Parlamento poderia muito bem ter aprovado um ato proibindo todos os homens ruivos de comprarem ou possuírem armas mortais, declarou ele. Em 5 de junho, o Projeto de Lei para a Regulação da Venda do Arsênico recebeu o Consentimento Real. Mas a cláusula de "somente homens" fora removida.

Alfred Swaine Taylor desempenhara papel central nos casos de Essex. Nos anos 1840, ele e Henry Letheby, em

Londres; Robert Christison, em Edimburgo; e William Herapath, em Bristol compareciam regularmente ao banco de testemunhas. A presença deles na sala de audiências começou a assinalar a importância do caso. Eles chegavam com suas jarras de espécimes, tubos de vidro e pratos de porcelana para mostrar aos jurados as evidências tangíveis de suas descobertas. Ao contrário dos cirurgiões e apotecários locais, nos quais os tribunais haviam se apoiado no passado, esses homens eram especialistas. Sem se mostrarem perturbados pelos procedimentos legais ou pela solenidade da ocasião, eram mais que capazes de se defender contra advogados astutos. O público podia ficar sossegado: ali estava uma nova estirpe de cientistas, possuidores de um conhecimento afiado que lhes permitia provar que um assassino era culpado não apenas além da dúvida razoável, mas também além de qualquer dúvida.

William Herapath ganhara reputação nacional ao testemunhar no julgamento de Mary Ann Burdock, acusada de envenenar sua inquilina Clara Smith. Smith permanecera enterrada durante quatorze meses, mas os três testes de precipitados de Herapath mostraram claramente a presença de arsênico em seu corpo e Mary Ann foi condenada. Supõe-se que a exumação fora a primeira na Inglaterra a ser levada a cabo para fins de análise química, e o interesse era tal que o *Bristol Mercury* rodou uma edição especial com o *verbatim* das provas, para que os leitores pudessem "enviá-la a seus amigos em locais distantes".

Como Herapath, Henry Letheby se tornou conhecido em função de um caso de assassinato de grande destaque. Ann Merritt fora acusada de matar seu marido James, funcionário da Companhia de Água de East London, com arsênico. James participava de um clube funerário e, na manhã em que morrera, sua mulher reclamara 3 libras e 15 xelins como pagamento parcial do total de 7 libras e 10 xelins a que tinha direito. Se James tivesse vivido por outros dez dias, contudo, o prêmio teria sido de mais de 10 libras, o que depunha a seu favor. Ann disse que James deveria ter ingerido o arsênico por engano, achando se tratar de pó contra indigestão. Ela afirmou ter comprado o veneno para cometer suicídio. (Um vizinho descartou a hipótese de James ter cometido suicídio afirmando que ele acabara de comprar botas novas.)

O júri do inquérito decidiu que James morrera em função dos "efeitos deletérios de um veneno mortal chamado arsênico branco, encontrado em seu estômago; mas não há evidência satisfatória para comprovar [...] quando, como, por quem ou de que maneira o mesmo foi administrado e ingerido". A despeito do veredito do inquérito, Ann foi acusada de assassinato e Letheby afirmou em seu depoimento durante o julgamento em Old Bailey que encontrara 43 miligramas de arsênico branco no conteúdo estomacal de James, "muito mais que o suficiente para ter causado a morte", assim como 4,6 miligramas em seu fígado e traços em seus intestinos. Seu conteúdo estomacal parecia mingau grosso, disse Letheby, acrescentando que certa quantidade de arsênico fora administrada não mais de duas ou três horas antes da morte. Isso era condenatório, pois, na ocasião, James estivera doente demais para ingerir o veneno sozinho, por acidente ou de propósito, e Ann era a única pessoa em sua companhia.

O júri decretou que ela era culpada, mas, enquanto Ann aguardava execução na prisão de Newgate, um cirurgião londrino chamado Davies escreveu para o *Daily News* a fim de discutir a afirmação de Letheby de que o líquido no estômago de James fora ingerido apenas duas ou três horas antes de sua morte. Algumas pessoas perfeitamente saudáveis tinham digestões lentas, disse ele. Letheby analisara o conteúdo estomacal de James para provar que ele continha remanescentes de comida, como afirmara? Se não, então talvez Letheby tivesse confundido a suposta "matéria alimentar" com uma mistura de sucos gástricos e membrana mucosa que poderia ter sido amolecida pelo veneno.

Ele não era a única pessoa a se sentir inquieta. Outro leitor do *Daily News* que escreveu sob o nome "Alfa" criticou as afirmações de Letheby sobre o tempo necessário para o trânsito digestivo e citou um caso de 1847, no qual Letheby teria erroneamente afirmado que o arsênico queimava com uma chama azul. Se ninguém tivesse se apresentado para questionar essa afirmação, um homem inocente teria sido enforcado. Na verdade, o elemento arsênico produz uma chama azul quando queimado, mas não o arsênico branco.

Nunca ficou claro com que forma de arsênico Letheby estivera lidando. "Alfa" foi rapidamente seguido por "Beta", "Gama" e outros correspondentes, todos acusando Letheby de tentar empurrar Ann Merritt para o cadafalso baseando-se em ciência questionável.

Aturdidas, as autoridades postergaram a execução enquanto três especialistas médicos de renome revisavam as provas. Todos eles discordaram de Letheby, que reagiu furiosamente, dizendo que, por causa de sua "total inexperiência sobre a ação dessa droga particular, eles não estavam entre os mais qualificados para fornecer opiniões sobre os efeitos tóxicos do arsênico".

Em seguida, o parlamentar liberal John Bright citou o caso na Câmara dos Comuns e Letheby se voltou contra ele, acusando-o de usar Merritt para promover sua campanha pela abolição da pena de morte. Mas, em uma carta a um jornal médico, após ocupar duas colunas e meia se justificando, Letheby enfim admitiu que era "possível" que a sequência de eventos "tivesse ocorrido de outra maneira [que a apresentada no tribunal]" e que era "mesmo possível" que o veneno "tenha sido ingerido nas condições expostas pela condenada". A sentença de morte de Ann foi suspensa: ela foi sentenciada à prisão por seu descuido ao deixar arsênico em um pacote sem marcas, perto dos antiácidos.

Poucas pessoas afirmavam que Ann Merritt era definitivamente inocente, mas sim que ela não deveria ser condenada com base apenas na opinião de um único homem, por mais experiente que fosse em seu campo de conhecimento. O caso conjurou um espectro diferente do engenhoso envenenador enganando os cientistas. Era possível que esses cientistas estivessem enviando homens e mulheres inocentes para a forca? Aparentemente, os resultados dos últimos testes químicos não eram, afinal, objetivos e indiscutíveis, mas sim inconstantes e insubstanciais, às vezes dependendo de pouco mais que a leitura de runas por um ser humano que, por mais impressionantes que fossem suas palavras e por mais parafernália que ele levasse ao tribunal, ainda podia estar errado. Será que muita coisa mudara desde os dias em que os analistas jogavam arsênico no fogo e esperavam pelo cheiro de alho?

Quando Thomas Smethurst foi julgado, os químicos tinham mais de vinte anos de experiência com o teste de Marsh e dezessete com o teste de Reinsch, mas isso ainda não era suficiente para impedir um fiasco. Smethurst, um médico de 48 anos com um consultório hidroterápico — "um homem de fisionomia pequena e insignificante com um bigode castanho-avermelhado" — deixara a esposa e iniciara um casamento falso com Isabella Bankes, que tinha cerca de 40 anos, rendas e uma significativa apólice de seguro.

O casal se mudara para Richmond Green, em Surrey, e, alguns meses depois, Isabella começara a sofrer surtos de vômitos e diarreia. A despeito de ter sido atendida por três profissionais, ela não reagira aos tratamentos e os médicos começaram a se perguntar se algo além de uma doença natural estava em curso. Eles enviaram uma amostra de seu vômito a Alfred Swaine Taylor, que disse que os testes haviam recuperado um depósito metálico que ele achava ser arsênico ou antimônio. Smethurst foi preso imediatamente. Isabella morreu no dia seguinte.

Testes nas amostras colhidas durante a autópsia não revelaram nenhum arsênico, mas sim um traço de antimônio nos intestinos e em um rim. Taylor e um colega do Guy's Hospital, William Odling, então voltaram sua atenção para o grande número de frascos de medicamentos no quarto de Isabella e encontraram problemas. Todas as poções pareciam inocentes, à exceção de uma. Quando realizaram o teste de Reinsch no conteúdo do frasco número 21, eles descobriram, para sua surpresa, que a escumilha de cobre usada para coletar traços de arsênico se dissolvia quando acrescentada à solução. Eles lidaram com o problema adicionando escumilha continuamente, até que por fim o líquido não pudesse mais dissolvê-la. E então introduziram uma nova escumilha de cobre, que "logo recebeu o arsênico".

O frasco 21 continha clorato de potássio, um inocente diurético, misturado a arsênico, disse Taylor aos magistrados de Richmond. Ele nunca encontrara tal combinação e não havia razão médica para prescrevê-la. Smethurst foi devidamente acusado de homicídio. Liderando o time de acusação estava William Ballantine, que salvara o pescoço de Hannah Southgate onze anos antes, com a assistência de William Bodkin, que ajudara a defender Young John Bodle em Maidstone.

O PÓ DO HERDEIRO

Sete médicos testemunharam pela defesa e dez pela acusação, entre eles Alfred Swaine Taylor. No segundo dia de julgamento, contudo, Taylor foi forçado a subir ao banco de testemunhas de Old Bailey e contar uma história embaraçosa. Ele fizera mais experimentos, consultara colegas e um consenso fora encontrado: "com o cobre que utilizei em meu experimento com o frasco número 21, eu na verdade depositei arsênico no líquido", disse ele ao tribunal. Sabia-se que o arsênico era uma impureza encontrada no cobre bruto, mas os cientistas acreditavam que ele era eliminado durante o processo de refino. Claramente, esse não era sempre o caso e o cloro do clorato de potássio dissolvera o cobre, liberando então o arsênico. Mesmo assim, disse Taylor ao tribunal, pela descrição dos sintomas de Isabella e pela aparência do corpo durante a autópsia, ele podia imputar a morte "a nada além da ação de um veneno irritante".

Durante as declarações finais da defesa, o sr. Parry se referiu ao "terrível erro cometido pelo dr. Taylor". Esse era o homem que declarara no tribunal dos magistrados, "distinta e positivamente e sem reservas", ter encontrado arsênico em um frasco sob o controle de Smethurst. Somente esse fato já teria sido suficiente para enviar o acusado à forca.

Apesar disso, os jurados claramente não gostaram de Smethurst e o pronunciaram culpado. Ele certamente agira de maneira suspeita, recusando-se a permitir que a irmã de Isabella a visse durante seus últimos dias e arrastando um advogado até seu escritório em um domingo para escrever o testamento da esposa, que declarava: "todas as minhas posses pessoais, propriedades e bens, quaisquer que sejam, onde quer que estejam e quaisquer que seja sua natureza, eu as deixo, de modo planejado e legal, a meu sincero e amado amigo Thomas Smethurst".

Mas um grande protesto se seguiu ao veredito. O consenso geral era de que Smethurst, embora obviamente um homem repreensível, não era um assassino comprovado. Trinta médicos escreveram ao secretário do Interior para dizer que "não há prova crível da presença de arsênico nas evacuações ou restos mortais da falecida e ainda menos de que a morte foi produzida por veneno". Além disso, três dos especialistas médicos, testemunhando pela defesa, escreveram que os sintomas e a patologia de Isabella não eram consistentes com envenenamento por arsênico ou antimônio, mas sim com disenteria em uma mulher grávida e anteriormente doente e, sendo assim, sua morte podia ser "razoavelmente atribuída" a essas causas. (A autópsia revelara um feto entre cinco e sete semanas de gestação.) Vinte e oito advogados também protestaram, dizendo que as provas não justificavam o veredito.

Sir George Grey pediu que Sir Benjamin Brodie revisasse o caso. "Embora os fatos levantem muitas suspeitas contra Smethurst, não há prova completa e absoluta de culpa", concluiu Brodie. Quanto à toxicologia, não havia provas de que a srta. Bankes havia ingerido arsênico "e, de fato, muitos dos sintomas [...] produzidos pelo arsênico estavam ausentes". Thomas Smethurst foi agraciado com um adiamento quatro dias antes de sua execução e, em vez disso, foi acusado de bigamia. Explicando que recomendaria perdão para Smethurst, além do adiamento da execução, o secretário do Interior disse que a necessidade surgira "da imperfeição da ciência médica e da falibilidade do julgamento [...] mesmo dos mais experientes e habilidosos praticantes de medicina". E então os céus caíram sobre o infeliz Swaine Taylor.

O *British Medical Journal* observou que, se Smethurst tivesse sido julgado com base nas evidências iniciais de Taylor, sua vida teria "terminado por meio dessa ilusória escumilha metálica". O *Dublin Medical Press* disse que o homem sem cuja assistência ninguém na Inglaterra seria declarado culpado de envenenamento criminoso lançara sobre sua profissão uma ignomínia que os anos não conseguiram remover. Tudo que lhe restava agora era se recolher à obscuridade, não se esquecendo de levar consigo seu cobre cheio de arsênico.

O banho de lama na profissão adquiriu escala industrial. Herapath se afirmou pasmo com o casual comentário de Taylor de que usara a mesma peça de cobre no teste de Reinsch durante vinte anos. "O que dizer da justiça das condenações e execuções que tiveram lugar durante esses vinte anos, baseadas nas provas do dr. Taylor?", perguntou ele. E continuou, criticando todo o processo analítico de Swaine Taylor: "Todo seu conjunto de operações foi uma bagunça. O processo de Reinsch não se aplica quando nitratos ou cloretos estão presentes." Taylor então criticou parte do argumento de Herapath sobre o teste de arsênico e Herapath reagiu dizendo: "O doutor parece achar que tem competência para corrigir meus erros." "Seu primeiro dever era corrigir os seus próprios, e então as pessoas poderiam ter alguma confiança em sua habilidade de instruir outros", continuou.

William Odling, cujos dedos haviam estado literal e metaforicamente sobre o infame frasco número 21, ao lado dos de Taylor, foi o próximo. Ele estava furioso com o relato de Taylor sobre o que acontecera. Descrevendo o erro como absolutamente indefensável, Odling disse que muito lamentava seu envolvimento, mas que esse envolvimento tinha sido "muito menor do que o público foi levado a supor". Ele então explicou longamente como todo o fiasco fora na verdade responsabilidade de Taylor, ao passo que o crédito por descobrir o erro não se devia de modo algum a ele, mas "somente a mim [...] enquanto fazia experimentos em meu próprio laboratório".

O editor do *British Medical Journal* não poupou ninguém. "O dr. Taylor [...] nunca perde a oportunidade de desdenhar as realizações do sr. Herapath que [...] não fica atrás ao devolver o cumprimento. O dr. Letheby é igualmente elogioso ao dr. Taylor", escreveu ele. Ao público, cabia observar "enquanto profissionais golpeiam a reputação uns dos outros sobre os corpos dos transgressores". Será que havia algo na caça aos venenos que dava lugar a tempestades tão antinaturais?

O caso Smethurst prejudicou a causa da toxicologia forense — com base na qual muitas alegações superconfiantes haviam sido feitas, algumas por profissionais que deveriam ser mais circunspectos — e a credibilidade da testemunha científica durante anos. "Devemos ter fé nas conclusões do químico e enforcar um camarada porque um pequeno cristal, tão diminuto que só pode ser reconhecido ao microscópio, é exibido em uma raspa de fio de cobre?", perguntou o *Times*. "E se o químico estiver errado? E se a ciência estiver enganada [...]? Como doze homens notoriamente deficientes em conhecimento especializado devem decidir quando as testemunhas profissionais discordam?" Essa pergunta nunca foi respondida de modo satisfatório.

17
A PARALISANTE INFLUÊNCIA DA NEGLIGÊNCIA OFICIAL

A descoberta de James Marsh, inspirada em Bodle, foi o primeiro grande avanço da toxicologia química moderna e seu teste permaneceu em uso, com algumas modificações, por quase 150 anos. A realização, contudo, não revolucionou a vida do homem responsável por ela. Pois, embora James Marsh tenha adquirido reputação internacional depois do que se tornou conhecido como *L'Affaire* Lafarge, isso certamente não fez sua fortuna e ele continuou a depender de seu salário de cirurgião, complementado por sua renda como assistente de Michael Faraday, algum trabalho de consultoria para a companhia de gás de Woolwich e um ou outro prêmio ou gratificação. Ele e Mary permaneceram em sua pequena casa em Beresford Street pelo resto de seus dias.

Em 1837, um ano depois de ele receber sua medalha de ouro, a Sociedade de Artes homenageou Marsh novamente, dessa vez com uma segunda medalha de prata e um prêmio de 30 guinéus pelo tubo de percussão para canhões que ele inventara cinco anos antes. O tubo fora imediatamente adotado pela Marinha inglesa, com o Exército seguindo seu exemplo nove anos depois. O Conselho de Artilharia concedeu a Marsh um bônus de 30 libras.

Então, em 1839, o *Excellent*, o navio da Marinha Real que testara o tubo de percussão, tentou outra das ideias do cirurgião: um estopim que fazia com que as cápsulas explodissem assim que atingiam o alvo. Nesse caso, o capitão do *Excellent*, Sir Thomas Hastings, concluiu que o dispositivo tinha potencial, mas ainda não era confiável o bastante para ser usado, e recomendou que mais experimentos fossem realizados. No mesmo ano, a Sociedade de Artes concedeu a James Marsh uma última distinção: um agradecimento, sem medalha ou dinheiro, pela ideia de usar um líquido, que ele preparou, das pétalas da dália vermelha como teste para ácidos e alcalinos. A solução tinha uma vantagem sobre o método usual, segundo Marsh: "A infusão do repolho vermelho comum é usada há muito [...] e, embora seja muito eficiente, ainda se vê sujeita a objeções pelo fato de seu cheiro se tornar tão excessivamente ofensivo após alguns meses."

E, em 1840, ele recebeu 25 libras adicionais em troca de lições de química para um jovem ferreiro na forja do Laboratório Real. O Conselho de Artilharia propôs que "o sr. Marsh, um químico muito hábil de Woolwich, instrua um jovem chamado Tozer no conhecimento de química necessário para os objetivos do laboratório". O Conselho fez questão de garantir que estava fazendo bom uso de seu dinheiro, pois o coronel Dansey também assistiu às aulas. Ele era o mesmo Dansey cuja pandorga recebera a medalha de ouro da Sociedade de Artes quando Marsh recebera a de prata por seu dispositivo eletromagnético.

Em 21 de junho de 1846, James Marsh morreu inesperadamente aos 52 anos, após duas semanas sofrendo com o que seu médico diagnosticou como inflamação do fígado (a hepatite pode ser aguda, em razão de uma infecção, por exemplo, ou crônica, em função de danos causados pelo álcool). James Achindachy estava ao lado dele em Beresford Street. Quando Achindachy registrou a morte do amigo, ele informou que Marsh fora químico, embora em seu testamento ele tivesse se descrito por seu título correto, dispensário de medicamentos.

O testamento de Marsh era muito mais simples que o de George Bodle. O químico, assim como o fazendeiro, deixara todos os seus "bens domésticos, móveis, louças, roupas de cama, porcelanas, livros, impressões e pinturas" para a viúva, embora Mary Marsh, ao contrário de Ann Bodle, fosse descrita como sua "querida esposa". E, ao contrário da vontade final de George, não havia uma divisão complexa de terras, casas, edifícios e ações; nenhum prédio alugado ou bens com que se preocupar. Marsh não tinha nada para deixar. Ele tinha um único bem valioso, mas ele era de pouco uso prático para Mary, agora desprovida de seu sustento. Ele deixou a ela "todo meu aparato químico, de qualquer descrição, utilizado por mim no Arsenal ou em outros lugares".

Mary também receberia "qualquer dinheiro, honorário, gratificação, pagamento ou recompensa por serviços, invenções ou outros", mas, na realidade, isso se mostrou tão útil quanto o equipamento de laboratório: ou não havia nenhum honorário, prêmio ou pagamento por invenções a pagar quando James Marsh morreu ou o valor era tão baixo que forneceu escasso conforto a Mary Marsh. Havia um único legado para alguém que não a esposa e as filhas, um gesto sentimental comum na época, mas que George Bodle não se vira motivado a fazer: "Por meio deste, dou a meu amigo James Achindachy um anel de luto como testemunho de minha estima."

A morte de James deixou Mary sem uma moeda sequer e ela não tinha direito a pensão. Como James nunca ocupara o cargo oficial de químico de artilharia, ele não estava nos registros, sendo pago por dia, como funcionário eventual. Alguns dias depois de seu funeral, Mary escreveu ao Conselho pedindo uma pensão discricionária em vista da contribuição que seu marido prestara ao Arsenal durante anos, particularmente seu trabalho com o estopim e o tubo de percussão. Ela tinha alguns aliados. O contra-almirante Thomas Dundas escreveu ao Conselho lembrando que ele fora escrivão da Artilharia quando Marsh começara a trabalhar para o Arsenal. "Acho que sua viúva merece uma pensão liberal, pois o sr. Marsh foi um funcionário zeloso e muito mal compensado por suas armas etc.", disse ele.

E, após elogiar a competência de Marsh e sua "valiosa assistência", que "beneficiou grandemente o serviço público", James Cockburn, diretor do Laboratório Real, onde Marsh começara sua carreira, escreveu: "Com sua renda muito limitada, estava fora de seu poder prover por sua família. Assim, respeitosamente confio que este honrado Conselho dará sua mais favorável consideração ao pedido da sra. Mary Marsh, viúva." Três dias depois, o sr. Ryham, secretário do Conselho, recebeu outra carta de um grupo de moradores de Woolwich:

> Achamos [...] que o apelo da sra. Marsh ao Governo por uma pensão em consideração à importância das invenções do falecido sr. Marsh [...] é tão razoável em sua natureza quanto urgente em sua necessidade e, portanto, muito respeitosa e sinceramente, solicitamos que o senhor recomende seu caso à favorável consideração do honrado Conselho de Artilharia.

Os signatários incluíam William Nokes, o advogado da paróquia de Plumstead que apresentara o caso contra Young John durante o inquérito do investigador Carttar.

Um solícito oficial do Conselho decidiu conferir os registros para ver se havia algum precedente no pagamento de pensões discricionárias. À primeira vista, a situação parecia promissora.

> Há exemplos de viúvas tendo recebido pensões que não eram devidas pelo regulamento e outras cujos casos são análogos, pois seus maridos não estavam nos registros da Artilharia: a sra. Pett, viúva de Pett, mestre da chalupa Ebenezer, recebeu uma pensão de 20 libras por ano; e a sra. Turn, cujo marido era suboficial do duque de Wellington, também recebeu uma pensão de 20 libras por ano.

Mas alguém escrevera à margem do arquivo: "Essas pensões foram concedidas porque os maridos morreram afogados durante o cumprimento do dever."

Em setembro, o Conselho chegou a uma decisão: "A sra. Marsh receberá uma doação de 20 libras. O Conselho não acha que ela tenha direito [...] a uma pensão." Um mês depois, em uma pequena folha de papel de carta margeada de negro, Mary respondeu: "Espero que o senhor me perdoe por afirmar que não acho que o governo tenha me feito justiça." A carta era acompanhada de uma petição formal explicando como ela fora "deixada, pela súbita perda do sr. Marsh, totalmente destituída de meios para o futuro sustento de si mesma e de duas filhas". O dinheiro e a medalha que Marsh recebera por seu tubo de percussão, embora bastante elogiosos, não eram "uma remuneração adequada por uma invenção que se provara de grande importância para as Forças Armadas".

O PÓ DO HERDEIRO

Nesse meio-tempo, a filha mais velha de Marsh, Lavinia, escreveu ao primeiro-ministro em nome da mãe. Ela recebeu esta resposta:

> Cara senhora, lorde John Russell me pediu que informasse o recebimento de sua carta do dia 17, solicitando uma pensão para sua mãe, como viúva de um cientista. Em resposta, devo expressar seu pesar por não ser capaz de lhe prometer defender sua posição, pois a falta de fundos o impediria, mesmo que ele escolhesse ignorar reivindicações mais fortes, recomendar a sra. Marsh a Sua Majestade para uma pensão na lista civil.

Mas, a essa altura, a questão chegara à atenção da imprensa. O *Times* estava pasmo:

> O sr. James Marsh, o celebrado químico cujo conhecido teste para a detecção de arsênico é tão extensamente utilizado na jurisprudência médica, morreu há pouco tempo, deixando viúva e família em circunstâncias muito difíceis. Após sua morte, a viúva solicitou uma pensão ao Conselho de Artilharia. O Conselho lhe enviou uma doação de apenas 20 libras!

E alguém assinado L. T., de Bruxelas, escreveu ao jornal. L. T. não fora movido pelas "muitas e surpreendentes realizações do sr. Marsh", nem tampouco escrevia para enfatizar "algumas das inumeráveis maquinações pelas quais ele engenhosamente combatera a paralisante influência da negligência oficial e equipara seu modesto laboratório", nem mesmo pretendia denunciar "a propriedade dessa miserável economia que induziu nosso governo a conceder a desprezível quantia de 20 libras à viúva e à família de tal homem". Em vez disso, o correspondente meramente desejava declarar que tinha dois guinéus a serviço de qualquer cavalheiro que se dispusesse a promover uma coleta em nome da sra. Marsh e de sua família. Apenas a ausência da Inglaterra o impedia de fazer isso por si mesmo.

Talvez comovido com a carta de Mary, ou então, mais provavelmente, percebendo que o tratamento concedido a ela estava criando uma situação desconfortável junto à imprensa, o Conselho de Artilharia começou a ter dúvidas. Uma nota datada de 28 de outubro registra:

> O Conselho informa ao Grão-Mestre que, tendo reconsiderado o caso da sra. Marsh, concluímos que [...] ela tem direito a mais que uma mera doação de 20 libras. Assim, sugiro que uma pensão de 20 libras por ano lhe seja concedida, em caráter especial.

Em 2 de novembro, treze anos após o dia em que George Bodle bebeu o café que o mataria, o Grão-Mestre resolveu a questão: "Concordo com o Conselho. Que o caso seja submetido ao Tesouro." Mary teve de esperar outros cinco meses enquanto o Conselho de Artilharia e o Tesouro decidiam de que orçamento o dinheiro deveria sair, mas ela finalmente recebeu sua pensão.

O PÓ DO HERDEIRO

A diminuta quantia provocou mais indignação. O *Examiner* denunciou a maneira como "homens de gênio" eram recompensados por seu serviço público, chamando-a de "estelionato" e se referindo "às precárias e parcas esmolas que os homens de letras, juntamente com os servos da realeza, agora obtêm a raros intervalos, em função dos caprichos de um ministro". Era ultrajante que a viúva de um homem com reputação internacional em função de suas descobertas na área química tivesse, após repetidas solicitações, recebido uma pensão de apenas 20 libras, acreditava o jornal. Se a reputação atribuída ao sr. Marsh era merecida, então a "reles ninharia" era "ridícula e ignominiosamente inadequada".

Dessa vez, o governo se manteve firme, mas, felizmente, o apelo de L. T. incitou doações de cientistas e membros do público que chegaram a cerca de 500 libras. Uma contribuição de 5 guinéus foi feita pelo professor Michael Faraday, chefe de James Marsh na Real Academia Militar, que o designara para as análises do caso Bodle e, ao fazê-lo, fornecera a centelha inicial para a descoberta do que permaneceria o padrão-ouro dos testes para detecção de arsênico até praticamente a metade do século XX.

18
Fui com uma mentira nos lábios

Em 30 de dezembro de 1843, dez anos após a morte de George Bodle, um leiloeiro de Woolwich chamado Austin publicou um anúncio no *Kentish Independent* promovendo uma valiosa propriedade em Plumstead. O leilão, em vários lotes, ocorreria em janeiro, se a propriedade não fosse vendida em caráter privado antes disso. Ela consistia em 6 acres de pomares, plantações e hortas, duas boas casas de tijolos no centro do vilarejo e 1,2 hectare de pântano. Detalhes e as plantas em breve estariam disponíveis para inspeção com o sr. Austin, no escritório da Western Life Insurance, ou no escritório do advogado James Colquhoun em Rectory Place.

A propriedade não foi vendida, pois, em 27 de janeiro, o sr. Austin fez um novo anúncio, dessa vez para dizer que o leilão teria lugar em Woolwich em 7 de fevereiro e que a propriedade incluía dez lotes de frente para a avenida principal, adequados para construção, juntamente com um grande celeiro e um estábulo de tijolos.

A propriedade pertencera ao falecido John Bodle — ou seja, Middle John, que era seu depositário em benefício de seus filhos George, Young John e Mary Andrews, nos termos do testamento de seu pai. Middle John permanecera em Plumstead por três anos após o julgamento. Sua madrasta Ann morrera em julho de 1836, aos 77 anos, quando então os rendimentos da parte de seus filhos na propriedade do velho George passaram dela para ele, ao passo que os Baxter assumiram posse imediata de suas terras e investimentos. William Baxter, em particular, era um homem rico aos 26 anos.

Em certo momento após abril de 1836, Middle John deixara Plumstead e, em 1841, estava vivendo a 32 quilômetros de distância, em Northfleet, perto de Gravesend, com a filha Mary, seu genro Thomas Andrews e seus três netos. A despeito de ter ficado consternada durante o julgamento do irmão, Mary parecia não ter ressentimentos contra o pai por sua parte no processo. A família Andrews claramente prosperara, pois o censo de 1841 descreve Thomas já não como dono de uma cafeteria, mas possuidor de "renda independente". O casal também empregava duas criadas e possuía ao menos duas casas em Clerkenwell, alugadas. (Em 1842, um empreiteiro de Gravesend chamado Thomas Carter ficou preso durante quatro meses por roubar 11 quilos de chumbo do número 7 da rua Clerkenwell Close, a propriedade de Thomas Andrews. Andrews contratara Carter para desbloquear uma chaminé e pintar a casa, mas Carter também fizera algum trabalho não autorizado, subindo até o telhado, retirando todo o chumbo e o substituindo por zinco.)

Middle John morreu aos 58 anos em 17 de outubro de 1843, do que era então conhecido como edema, um acúmulo de fluido nos tecidos moles com frequência associado a parada cardíaca. A essa altura, os Andrews também haviam comprado um pub em Northfleet chamado taberna Windmill, e foi lá que Middle John morreu. Suas últimas palavras, a se acreditar em um jornalista local, foram surpreendentemente eloquentes: "Fui um devasso, mas deixo o mundo sem ter sido marcado pelo crime."

Em 5 de fevereiro de 1844, menos de um mês após a venda da propriedade Bodle, um homem de 33 anos chamado James Smyth estava no banco dos réus em Old Bailey. Ele era acusado de extorsão e de ter "enviado uma carta a Thomas Robinson exigindo dinheiro e fazendo ameaças, sem nenhuma causa provável ou razoável". Seis outras acusações relacionadas ao mesmo crime foram listadas no processo. O advogado de acusação era Thomas Clarkson, que defendera Young John Bodle com tão bons resultados nas sessões judiciais de Maidstone onze anos antes. Robinson, de 48 anos, subiu ao banco das testemunhas para contar sua história. Ele era mordomo de lorde Abingdon e conhecera o réu por acaso, em uma rua de Brighton, onde estivera morando com seu patrão três meses antes. Eles haviam trocado algumas palavras e, depois disso, haviam se encontrado várias vezes, parando para conversar. "Ele não sabia para quem eu trabalhava e eu não sabia como ele ganhava a vida", disse Robinson. "Nunca o visitei nem ele a mim, apenas conversamos casualmente ao nos encontrarmos."

Em 2 de janeiro, lorde Abingdon fora a Londres para ser operado e estava acompanhado por alguns familiares. O grupo se hospedara no elegante hotel Grillion's, em Albermarle Street, Mayfair. O francês Alexander Grillion inaugurara o hotel em 1803 e fora lá que Luís XVIII se hospedara em esplendor antes de voltar à França após a derrota de Napoleão. Na mesma rua, estavam as imponentes colunas dóricas do Instituto Real e, no número 50, o escritório de John Murray, o editor de Byron, Jane Austen e, mais tarde, Oscar Wilde.

Quando o mordomo estava na capital há cerca de quinze dias, ele ficara prazerosamente surpreso ao encontrar seu amigo de Brighton em Strand. "Ele me reconheceu e disse: 'Ei, você saiu de Brighton?' ou algo assim", disse Robinson. "Começamos a conversar [...]. Estava chovendo muito. Perguntei se ele gostaria de uma cerveja, ele respondeu que preferia uma dose de gim com água e fomos até um bar perto do hospital Charing Cross." Durante a conversa, Smyth perguntou a Robinson se, no momento de sua volta, ele levaria um pacote até Brighton; era um presente para alguém com quem ele se hospedara e fora gentil com ele. Smyth lhe entregou um cartão com o endereço da hospedaria das senhoras Walters e Hunt, no número 116 da Drummond Street, "em frente ao portão de chegada da estação Euston Square". Ele então perguntou onde o mordomo estava hospedado e eles se separaram. Por volta das 21 horas de sábado, 27 de janeiro, Smyth apareceu sem avisar no Grillion's. "Não existem salas ou locais de recepção para os criados, somente o hall de entrada, onde as pessoas estão sempre indo e vindo", explicou Robinson. "Eu tinha um quarto lá [...] e ele foi levado até meu quarto. Ele não levou nenhum pacote e disse que o enviaria depois." Os dois conversaram por cerca de meia hora, com Smyth falando principalmente sobre suas viagens à Irlanda e a Liverpool. Robinson então o acompanhou até a saída.

Na segunda-feira seguinte, por volta das 11 horas, um garçom entregou uma carta ao mordomo. Era de James Smyth, datada do dia anterior. Era com "grande dor" que ele escrevia, Smyth assegurou a Robinson, mas ele achara melhor se comunicar com o mordomo antes de visitar seu patrão. Durante sua visita no sábado à noite, ele perdera um pequeno pacote marrom contendo três notas de 5 libras no quarto de Robinson ou nas escadas. Como ele tinha "necessidade de uma grande quantia de dinheiro na quarta-feira pela manhã", a perda do dinheiro iria prejudicá-lo muito. Mas ele sugeria uma solução. O mordomo poderia repor as 15 libras sem maior confusão, pois

> o horrível insulto cometido por você naquela noite, ao querer que eu o deixasse cometer tal crime contra minha pessoa, depõe fortemente contra você e, a menos que você me entregue a soma perdida na terça-feira à noite, meu advogado escreverá para lorde Abingdon na manhã de quarta-feira relatando sua conduta ultrajante.

Ele estava "determinado a seguir toda a extensão da lei, se você falhar em enviar o dinheiro a minha hospedaria no prazo determinado", acrescentando: "Sinto-me tão enojado que sinceramente espero que você não tente me procurar [...]. Retorne o que foi perdido e mantenha-se fora de meu caminho e ninguém ouvirá a respeito."

"Nunca tomei ou tentei tomar nenhum tipo de liberdade", disse o mordomo ao júri.

> Desci as escadas com ele e o acompanhei até a porta. Devo dizer que ele não derrubou em meu quarto nenhum pacote marrom com três notas de 5 libras do Banco da Inglaterra — ele não o teria feito sem que eu percebesse — nem tampouco nas escadas, e nenhum pacote foi encontrado mais tarde.

Dez minutos após ler a carta, um sr. Robinson muito abalado procurou o dono do hotel, o sr. Grillion, em busca de conselhos. O francês não tinha dúvidas sobre o que fazer.

Na manhã de quarta-feira, 31 de janeiro, um dia depois do prazo estabelecido, o mordomo recebeu uma segunda carta do sr. Smyth. O preço subira. "A menos que a soma de 30 libras me seja enviada às 19 horas de hoje, meu advogado estará com lorde Abingdon amanhã de manhã", dizia a nota.

> Eu cumpro minha palavra, como você descobrirá. Havia três notas de 10 libras, e não de 5, e é isso que espero que você me entregue sem demora. Dou minha palavra de que percorrerei toda a extensão da lei. Se não encontrar você ou alguém enviado por você, não escreverei novamente. Lembre-se de que precisa lidar não com uma pessoa menor, mas com um cavalheiro altamente respeitável que pode condená-lo perante os olhos do mundo, como sendo culpado de um crime horrendo e que assim o fará, se você falhar em retornar a soma perdida naquela noite. Se você o colocar em um pequeno pacote, o dinheiro chegará às minhas mãos com segurança.

Naquela noite, o sr. Wright, da Wright and Smith, advogados em Golden Square, Soho, entregou a seu auxiliar William Rabbeth algumas cartas que o escritório recebera do hotel Grillion's, juntamente com instruções. Rabbeth imediatamente foi até o Grillion's para conversar com o sr. Robinson e os dois então deixaram o hotel e foram até o posto policial de Vine Street, onde o mordomo contou sua história. Sua próxima parada foi em uma parte bem mais modesta da cidade — a hospedaria das senhoras Walters e Hunt, no número 116 da Drummond Street, perto da estação ferroviária Euston. Eles estavam acompanhados pelo oficial de polícia C6, também conhecido como sargento Joseph Mount.

Os arquivos da Polícia Metropolitana não apresentam registros de um Joseph Mount, mas, entre dezembro de 1840 e fevereiro de 1851, ele surge regularmente nos registros dos julgamentos em Old Bailey, prestando depoimento em tediosos casos de estelionato e furto em Oxford Street, Piccadilly e Westminster. Ele já enfrentara o advogado Thomas Clarkson e não gostara do encontro. Mount era testemunha contra um compositor chamado Richard Lobb, que fora preso por roubar meias, um frasco de perfume e outras quinquilharias de uma loja em Leicester Square durante um incêndio. Lobb conhecia o dono da loja e afirmou que estava ajudando a recuperar os bens do amigo. Clarkson inquiriu o policial impiedosamente, forçando-o a se contradizer tantas vezes que o juiz comentou: "Não posso acreditar no depoimento desse policial." O caso desmoronou. Mesmo assim, em outubro de 1843, Mount foi promovido a sargento.

"Eu bati à porta e perguntei se alguém chamado Smyth vivia ali", disse Rabbeth ao júri. "Ele vivia e estava em casa. Fui levado até o corredor e o prisioneiro desceu para me encontrar." Rabbeth se apresentou como amigo do sr. Robinson e Smyth o levou até uma saleta nos fundos. "Eu disse a ele que ouvira dizer que ele fizera uma acusação abominável contra o sr. Robinson", continuou Rabbeth. "Ele disse: 'Silêncio, há cavalheiros na outra sala, eles podem ouvi-lo.' Eu disse a ele que queria evitar tal exposição infame e viera vê-lo em um esforço para evitá-la."

Rabbeth perguntou a Smyth se ele escrevera a carta de 28 de janeiro, pedindo 15 libras.

> Ele disse que sim [...]. Então perguntei se ele escrevera a carta do dia seguinte, na qual ele exigia 30 libras. Ele disse: "Sim, certamente o fiz." Perguntei por quê. Ele disse que o sr. Robinson não agira de maneira cavalheiresca e essa era a razão para ele ter dobrado sua exigência [...]. Eu disse que achava uma grande pena que tal coisa pudesse se tornar publicamente conhecida.

Rabbeth então disse a Smyth que Robinson possuía apenas 5 libras; ele tentara pegar emprestado o restante de um amigo, mas não conseguira.

> Ele então perguntou por que, já que eu era amigo do sr. Robinson, eu não pagava o dinheiro de meu próprio bolso. [...] Peguei minha carteira e disse: "Tudo que tenho são 7 ou 8 libras." Então peguei uma nota de 5 libras e perguntei: "Você pode aceitar isso como adiantamento e me deixar pagar as 25 libras restantes

amanhã?" Ele disse: "Não tenho objeção a receber as 5 libras, desde que você prometa trazer as 25 libras amanhã." Eu perguntei que horário seria conveniente [...] e marcamos para as 13 horas. Eu lhe dei uma nota de 5 libras do Brighton Union Bank.

Enquanto isso, o sargento Mount observava a casa do outro lado da rua, enquanto Robinson se escondia no beiral de uma porta algumas casas adiante. Com o negócio concluído, Rabbeth pediu que Smyth o levasse até a saída. "Ele veio comigo para iluminar a porta. Ele colocou o lampião no chão. Eu tirei meu chapéu, no sinal combinado com o policial", disse o assistente, acrescentando: "Fui com uma mentira nos lábios para pegá-lo."

Mount prontamente cruzou a rua e segurou Smyth, enquanto Robinson saía de seu esconderijo para identificá-lo. O prisioneiro conseguiu se livrar do policial, contudo, e tentou fugir, correndo de volta até a hospedaria com Mount e Rabbeth atrás dele. Os dois o perseguiram até a saleta, onde ele pareceu jogar algo fora. "Era a nota de 5 libras que eu dera a ele", disse Rabbeth. "Ele disse: 'Silêncio, não diga nada; ainda podemos resolver as coisas.'" As coisas de fato seriam resolvidas, mas não da maneira que Smyth esperava: ele foi levado até o posto policial de Vine Street e acusado de extorsão.

Em 1º de fevereiro, Smyth se apresentou ao Tribunal Policial de Marlborough Street, onde seu caso foi um dos mais sérios apresentados ao magistrado John Hardwick. Seus colegas acusados daquele dia incluíam William Adams, descrito como "jovem inútil" e acusado de ter propositalmente danificado uma pintura na National Gallery. Uma testemunha descreveu como Adams atingira *Júpiter e Leda*, de Mola, com uma bengala, "como se estivesse abatendo um novilho". Adams meramente repetiu "Não tenho nada a dizer" quando lhe perguntaram por que fizera aquilo. O magistrado deliberou por uns momentos, antes de perceber que só tinha poderes para ouvir casos de dano criminosos se o dano em questão não ultrapassasse as 5 libras e, assim, Adams foi enviado a um tribunal superior. Hardwick não teve de deliberar antes de decidir o que fazer com James Smyth, contudo; ele foi enviado para a prisão de Newgate, ao lado de Old Bailey, para aguardar julgamento.

Durante o julgamento, quatro dias depois, o advogado de Smyth, o sr. Wilde, tentou argumentar que seu cliente voltara à saleta para apanhar seu casaco e chapéu, e não para se livrar das provas, mas a sugestão tinha um que de desespero. O sargento Mount contou ao tribunal como, juntos, os três homens haviam organizado a "armadilha" e a acusação apresentou uma quarta testemunha. O cunhado do prisioneiro subiu ao banco de testemunhas e uma das cartas ameaçadoras lhe foi entregue. Ele confirmou que a letra era de seu parente. "Os senhores tiveram contato íntimo?" "Anteriormente, mas não em tempos recentes", respondeu ele.

O prisioneiro mencionara a irmã, esposa da testemunha, em outra carta que enviara a Robinson, mas esta, escrita em Newgate, tinha um tom muito diferente do de suas comunicações anteriores. Implorando a Robinson para desistir das acusações e admitindo que suas alegações eram "completamente fraudulentas", ele disse que sua condenação causaria a morte de sua única irmã e impediria seu casamento com uma respeitável jovem de algumas posses. Robinson, contudo, não estava disposto a perdoar, e nem tampouco o juiz, quando, em seguida ao inevitável veredito de culpa, chegou o momento da sentença. Referindo-se à maneira "diabólica" pela qual Smyth escolhera estigmatizar uma vítima inocente com um crime tão repugnante, o juiz Coleridge o condenou ao degredo por vinte anos.

Em sua matéria sobre o caso, o *Kentish Independent* se referiu a um segundo processo que as autoridades haviam decidido abandonar, mas que teria demonstrado a "sistemática rota de vilania que Smyth percorrera por algum tempo". Mesmo assim, o jornal não podia evitar comentar que o condenado tinha maneiras agradáveis.

James Smyth se mostrou um nome falso. Enquanto ele estava preso em Newgate, o diretor da prisão, o sr. Cope, descobrira que o homem em custódia fora na verdade batizado John Bodle, o mesmo John Bodle "por cujo bem-estar o público se interessara alguns anos antes", disse o *News of the World*. Seu último comparecimento conhecido ao tribunal fora em dezembro de 1833, quando fora inocentado da acusação de assassinar o avô.

O PÓ DO HERDEIRO

Após o julgamento em Maidstone, a indolência e uma tendência a desperdiçar seu dinheiro haviam levado a loja de Young John em Bishopsgate Street à falência, assim como a cafeteria em Shoreditch fracassara em 1831. Mary e Thomas Andrews o haviam acolhido e lhe dado um emprego em sua cafeteria em Clerkenwell, mas ele rapidamente retribuíra a gentileza arrombando o cofre de Mary e desaparecendo com suas economias (80 libras), sem se preocupar com a saúde e a felicidade de sua única irmã. O casal não soubera dele até o julgamento do caso Robinson.

As atividades de Young John nos anos entre a fuga de Clerkenwell e seu surgimento em Old Bailey são um mistério, embora uma possível pista a respeito de ao menos um evento possa ser encontrada nos arquivos da divisão leste das sessões judiciais do condado de Sussex. Em 24 de fevereiro de 1836, John Bodle, então com 25 anos e descrito como bem-educado, foi julgado por furto e inocentado.

Em 20 de fevereiro de 1844, duas semanas após o julgamento em Old Bailey, o *Times* publicou uma pequena matéria sob a manchete "O assassinato em Plumstead":

> John Bodle, que foi considerado culpado na última terça-feira e sentenciado a vinte anos em uma colônia penal por ter extorquido dinheiro do mordomo de lorde Abingdon sob a ameaça de fazer uma acusação diabólica e que, há cerca de dez anos, foi julgado em

Maidstone pelo envenenamento de seu avô, ocasião na qual foi absolvido, confessou, na prisão de Newgate, ter cometido o assassinato e que ninguém além de si mesmo estivera envolvido na horrenda operação.

Sob o princípio da dupla condenação [*non bis in idem*], Young John, uma vez absolvido, não podia ser julgado novamente pelo mesmo crime e, além disso, se ele retratasse sua confissão, não haveria mais provas de sua culpa do que houvera em 1833. Sua mãe Catherine morrera quatro anos antes, aos 52 anos, em seu pequeno chalé alugado no vilarejo de Plumstead. Catherine, como seu marido Middle John, teria feito uma declaração em seu leito de morte a respeito do assassinato. Talvez ela tenha feito confidências a seu sobrinho, o simplório Henry Perks, que estava com ela quando morreu. Os rumores circulando em Plumstead e Woolwich a respeito das últimas palavras da sra. Bodle eram vagos, mas, de acordo com um morador, "o consenso é que ela exonerou o marido da culpa e a jogou sobre seu errante e desnaturado filho, e ela provavelmente explicou sua própria participação na questão, que nunca esteve livre de suspeita".

Há um mistério final na história da família. Sob os termos do testamento do velho George Bodle, os valores da venda das terras e propriedades, realizada após a morte de Middle John, deveriam ser divididos entre seus três filhos. A laboriosa e generosa Mary Andrews pode ter recebido sua parte, mas seu irmão George parece ter saído perdendo. Talvez, além do dinheiro, ele também tivesse herdado a libertinagem de Middle John e permitido que sua fortuna escorresse por entre seus dedos assim que a recebera. Qualquer que tenha sido a razão, George passaria o resto da vida como camponês, mudando-se de um pequeno chalé em Plumstead para outro, antes de morrer, solteiro, aos 79 anos, no asilo de Woolwich, o destino de que Mary Marsh escapara por tão pouco.

Em 1º de março, Young John Bodle foi transferido de Newgate para a penitenciária de Millbank, às margens do Tâmisa, onde permaneceu durante várias semanas.

Quando Young John chegou, Millbank fora reduzida a um centro de detenção onde os prisioneiros eram avaliados e então transferidos, os jovens para a nova prisão Parkhurst, na ilha de Wight, os adultos considerados possuidores de mais fibra moral que os criminosos comuns para Pentonville e todo o restante para uma galé ou navio para o degredo. Quando o comitê responsável pela direção de Millbank como reformatório entregara o poder ao novo regime, seus membros haviam escrito para o secretário do Interior avisando que "um vigoroso sistema será necessário para manter a ordem entre criminosos tão depravados e desesperados quanto se espera que esses homens degredados sejam". As autoridades não gastaram muito tempo para decidir que Young John fazia parte dos depravados e desesperados. Dessa vez, seus modos agradáveis não impressionaram ninguém. Seis semanas após chegar a

Millbank, ele foi levado, algemado, até os portões frontais da penitenciária, perto dos degraus do rio, e então colocado em um bote e conduzido pelo Tâmisa, de volta ao velho vilarejo de Woolwich, de onde foi transferido para um navio com destino à Austrália.

Em 22 de abril de 1844, o *Maria Somes*, contratado pelo governo inglês de seus proprietários comerciais, partiu para a Terra de Van Diemen com 264 prisioneiros do sexo masculino a bordo. Três dos condenados haviam enfrentado a corte marcial, mas o restante fora julgado em sessões judiciais na Inglaterra, na Escócia e no País de Gales, assim como em Old Bailey. A maioria havia cometido o tipo de crime mesquinho que mantinha o sargento Mount ocupado durante a maior parte do dia: Charles Moles, de 18 anos, roubara um asno no valor de 2 libras de uma cervejaria e o vendera a um fazendeiro por um soberano, enquanto Edward Pooley, de 23 anos, roubara um par de botas de uma loja. Ambos haviam cometido crimes anteriores e ambos foram sentenciados ao degredo por sete anos. O crime de Francis Murray era o mais sério: "arrombar a residência de Peter Crocker e roubar dois ornamentos de porcelana, no valor de 1 xelim; duas jarras de vidro, 6 xelins; dois pares de brincos, 6 xelins; um broche, 3 xelins e 6 centavos; duas pinturas com moldura, 5 xelins; e um par de apagadores de velas, 4 centavos". Sua sentença fora de dez anos. Alguns poucos haviam recebido sentenças de quatorze anos, mas os vinte de Young John eram de longe a mais longa.

O PÓ DO HERDEIRO

Em 30 de julho, após 96 dias no mar, durante os quais dois condenados morreram, os homens desembarcaram em seu destino. "Entre os prisioneiros estava o conhecido personagem de Plumstead e Woolwich chamado John Bodle", relatou a revista *John Bull*. Enquanto o *Maria Somes* estava atracado no estaleiro de Woolwich esperando sua carga, alguns dos familiares de Young John pediram permissão para visitá-lo antes que ele deixasse o país. Não há registro de quem eram ou se receberam permissão, mas essa foi a última vez que se ouviu falar do homem cujo julgamento cativara a nação. Ao chegar à Austrália, John Bodle, juntamente com seu alter ego James Smyth, como os registros oficiais ainda o listam, desapareceu sem deixar vestígios.

REFERÊNCIAS BIBLIOGRÁFICAS

O espírito decadente dos Borgia

Bulwer-Lytton, Edward, *Lucretia, or the Children of the Night* (2. ed.). Londres: G. Routledge & Sons, 1889.
The Times, 17 de dezembro de 1846, p. 7.

1. O casarão do vilarejo

Narrativa principal e descrição geral de Plumstead e da fazenda Bodle: Vincent, W. T. *The Records of the Woolwich District.* Woolwich: J.R. Jackson, 1888-1890; e relatos de jornais nacionais e locais entre novembro e dezembro de 1833, especialmente *The Times, Morning Post, Morning Chronicle, Standard, York Herald, Royal Cornwall Gazette, Leicestershire Chronicle, Maidstone Journal* e *Maidstone Gazette*.

Nascimentos, batismos, casamentos e mortes vieram dos registros da paróquia de São Nicolau, Plumstead; Santa Maria Madalena, Woolwich; e Santa Margarete, Lee, Lewisham.

Posse de terras e propriedades: Registro de impostos sobre terras, National Archives IR, 29/17/304, disponível em www.kentarchaeology.org.uk/Research/Maps/NOC/02.htm, acessado em 19 de março de 2013.

Relatos dos acólitos da paróquia de Plumstead, anos 1820, Greenwich Heritage Centre.

Philp, Robert Kemp. *The Dictionary of Daily Wants*. Londres: Houlston and Wright, 1859.

Taxas de pobreza da paróquia de Plumstead, 1833, Greenwich Heritage Centre.

Taxas de pobreza da paróquia de Plumstead, 1834-1836, Greenwich Heritage Centre.

Descrição de Young John: National Archives PCOM 2/208; HO 77/51.

National Archives, Wills and Letters of Administration, PROB 11/1826/46.

Preço do café e do açúcar: relatório do Select Committee on Agriculture: com minutos de evidências, apêndices e índices, 1833. Depoimento prestado em junho de 1833 por George Porter, estatístico do Comitê do Comércio.

2. A grande cadeia de dependência entre as coisas

Mead, R. *A Mechanical Account of Poisons*. Londres: Brindley, 1702.

Society of Toxicology, www.toxicology.org/about, acessado em 19 de março de 2013.

Witthaus, R. A. *Manual of Toxicology*: reprinted from Witthaus' and Becker's *Medical Jurisprudence, Forensic Medicine and Toxicology*. Nova York: William Wood, 1911.

Wise, T. A. *Commentary on the Hindu System of Medicine*. Londres: Smith, Elder and Co. 1845.

Levy, J. *Poison: A Social History*. Stroud: The History Press, 2011.

Macinnis, P. *Poisons: From Hemlock to Botox and the Killer Bean of Calabar*. Skyhorse Publishing Inc., 2011.

Whorton, J. C. *The Arsenic Century*. Oxford: Oxford University Press, 2010.

Emsley, J. *The Elements of Murder*. Oxford: Oxford University Press, 2006.

Weeks, A. (org. e trad.). *Paracelsus (Theophrastus Bombastus von Hohenheim, 1493-1541): Essential theoretical writings.* Leiden e Boston: Brill, 2008.

Borzellecal, J. F. "Paracelsus: herald of modern toxicology", *Toxicological Sciences,* 53(1), 2000.

Brodie, B. "Experiments and observations on the different modes in which death is produced by certain vegetable poisons", *Phil. Trans. R. Soc.* 101: 337-46. Londres, 1811.

Brodie, B. "Further experiments and observations on the action of poisons on the animal system", *Phil. Trans. R. Soc.* 102: 205-27. Londres, 1812.

3. Morte por sapo ou inseto

A narrativa principal é baseada em artigos de jornais nacionais e locais entre novembro e dezembro de 1833, especialmente *The Times, Morning Post, Morning Chronicle, Standard, York Herald, Royal Cornwall Gazette, Leicestershire Chronicle, Maidstone Journal* e *Maidstone Gazette.*

Detalhes locais: *Maidstone Journal, Maidstone Gazette*, novembro de 1833.

Casa de George Bodle: Vincent, W. T. *The Records of the Woolwich District.* Woolwich: J. R. Jackson, 1888-1890.

Disposição do vilarejo: Mapa de Plumstead, 1869, Greenwich Heritage Centre.

Datas de nascimento, batismos, casamentos e funerais: registros da paróquia de São Nicolau, Plumstead.

Hempel, S. *The Medical Detective: John Snow, cholera and the mystery of the Broad Street pump.* Londres: Granta, 2007.

Whorton, J. C. *The Arsenic Century.* Oxford: Oxford University Press, 2010.

Letheby, H. "On the probability of confounding cases of arsenical poisoning with those of cholera", *Pharmaceutical Journal,* 8: 237, 1848-1849.

Nriagu, J. O. "Arsenic poisoning through the ages", in Henke, K. R. (ed.), *Arsenic: Environmental Chemistry, Health Threats and Waste Treatments*. Chichester: John Wiley, 2009.

Witthaus, R. A. *A Manual of Toxicology*: reprinted from Witthaus' and Becker's *Medical Jurisprudence, Forensic Medicine and Toxicology*. Nova York: William Wood, 1911.

Levy, J. *Poison: A Social History*. Stroud: The History Press, 2011.

Arlidge, J. T. *The Hygiene Diseases and Mortality of Occupations*. Londres: Percival, 1892.

Select Committee of the House of Lords on the Sale of Poisons etc. Bill, (HL) PP 1857 (2) X11 Minutes of Evidence 658.

The Times, 6 de janeiro de 1858, p. 6.

The Times, 9 de janeiro de 1858, p. 11.

Keynes, M. "Did Napoleon die from arsenical poisoning?" *The Lancet*, 344(8917): 276, 1994.

Emsley, J. *The Elements of Murder*. Oxford: Oxford University Press, 2006. Smith, C. S. e Hawthorn, J. G. (trads.). *Mappae Clavicula, A little key to the world of medieval techniques*. Filadélfia: American Philosophical Society, 1974.

Levey, M. *Early Arabic Pharmacology: An introduction based on ancient and medieval sources*. Leiden: Brill, 1973.

Mervyn Madge, A. G. "Murders and the detection of arsenic", *Pharmaceutical Historian*, 15: 2, 1985.

5. É fácil morrer

Groom, N. "Chatterton, Thomas (1752–1770)", *Oxford Dictionary of National Biography*. Oxford University Press, 2004.

Whorton, J. C. *The Arsenic Century*. Oxford: Oxford University Press, 2010.

Emsley, J. *The Elements of Murder*. Oxford: Oxford University Press, 2006.

Watson, K. *Poisoned Lives*. Londres e Nova York: Hambledon and London, 2004.

Witthaus, R. A. *A Manual of Toxicology*. Nova York: William Wood, 1911.

Witthaus, R. A. e T. C. Becker, *Medical Jurisprudence, Forensic Medicine and Toxicology*. Nova York: William Wood, 1894–1896.

Horne, R. H. *Household Words*, 4: 277, 1851–1852.

Parliamentary Papers XXV11. 2 (1862) Fourth Annual Report of the Medical Officer of Health to the Privy Council for 1861 appendix 5, p. 195; PP XXV111. (1864) Sixth ARMOHPC for 1863, p. 81.

Parliamentary Papers XXV111. (1864) Sixth Annual Report of the Medical Officer of Health to the Privy Council for 1863, p. 81; appendix 14, pp. 459–60.

Kerr, D. *Forensic Medicine: A text-book for students and a guide for the practitioner*. Londres: Adam & Charles Black, 1946.

Christison, R. *Life of Sir Robert Christison 1797–1882*, edited by his sons, Edimburgo e Londres: W. Blackwood and Sons, 1885–86.

The Times, 11 de novembro de 1840.

Orfila, M. *A General System of Toxicology or a Treatise on Poisons, Drawn from the Mineral, Vegetable, and Animal Kingdoms, Considered as to their Relations with Physiology, Pathology and Medical Jurisprudence*, traduzido do francês por J. A. Waller. Londres: E. Cox, 1816–1817.

Orfila, M. *A General System of Toxicology*. Londres: E. Cox, 1821.

Watts, E. "Poison, proof and a professor: Sir Robert Christison's work in medical jurisprudence in Edinburgh, 1822–1855", dissertação, 1994.

Christison, R. *A Treatise on Poisons, in Relation to Medical Jurisprudence, Physiology, and the Practice of Physic*. Edimburgo: A. C. Black, 1836.

Crowther, A. "The toxicology of Robert Christison", in J. R. Bertomeu-Sánchez e A. Nieto-Galan (eds), *Chemistry, Medicine and Crime: Mateu J. B. Orfila (1787–1853) and his times*. Sagamore Beach, MA: Science History Publications, 2006.

Coley, N. "Alfred Swaine Taylor, MD, FRS (1806–1880)", *Medical History*, 35: 409–27, 1991.

Medical Times and Gazette, 12 de junho de 1880, p. 642.

British Medical Journal, 12 de junho de 1880, p. 905.

The Times, 20 de julho de 1842.

Witthaus, R. A. *A Manual of Toxicology*. Nova York: William Wood, 1911.

Swaine Taylor, A. *A Manual of Medical Jurisprudence*. Londres: J. Churchill, 1846.

The Offences Against the Person Act 1861, seções 22, 23 e 24.

6. Um grande grau de inquietude

A narrativa sobre Bodle é baseada em artigos de jornais nacionais e locais entre novembro e dezembro de 1833, especialmente *The Times, Morning Post, Morning Chronicle, Standard, York Herald, Royal Cornwall Gazette, Leicestershire Chronicle, Maidstone Journal* e *Maidstone Gazette*.

Orfila, M. *Directions for the Treatment of Persons who have taken Poison, and those in a State of Apparent Death*. Londres: Longman, Hurst, Rees, Orme, and Brown, 1820.

Smith, J. G. *The Principles of Forensic Medicine*. Londres: Thomas and George Underwood, 1824.

Smith, J. G. *An Analysis of Medical Evidence: Comprising directions for practitioners, in the view of becoming witnesses in Courts of Justice; and an appendix of professional testimony*. Londres: T. e G. Underwood, 1825.

Smith, T. and H. Smith, "On an antidote at once for prussic acid, antimony and arsenic", *American Journal of Pharmacy*, 38: 16, 1866. Beck, T. H. *Elements of Medical Jurisprudence*. Londres: John Anderson *et al*. 1825.

The Lancet, II: 1833.

Parr, B. *The London Medical Dictionary*, vol. 1. Londres: J. Johnson *et al*. 1809.

Male, G. E. *Elements of Medical Jurisprudence*. Londres: T. and G. Underwood, 1816.

Relatório do Select Committee on the Education and Practice of the Medical Profession in the United Kingdom, Royal College of Physicians, Royal College of Surgeons e Society of Apothecaries, com minutos de evidências, apêndices e índices, 1834.

The Lancet, I: 327, 1834-35.

The Lancet, I: 4, 1825-26.

The Worshipful Society of Apothecaries of London, www.apothecaries.org/society/our-history

Jones, R. "Apothecaries, physicians and surgeons", *Br. J. Gen. Pract.* 1(56): 24, 232-3, março de 2006.

Cope, Z. *The Royal College of Surgeons of England: A history*. Londres: Anthony Blond, 1959.

Royal College of Physicians, www.rcplondon.ac.uk/about/history, acessado em 19 de março de 2013.

Society of Apothecaries Qualifications Entry Books 1823-1826; Society of Apothecaries Register of Apprentice Bindings 1694-1836, MS8207.

Royal College of Surgeons List of Members, 1830.

Loudon, I. S. A. *Medical Care and the General Practitioner, 1750-1858*. Oxford: Clarendon Press, 1986.

Loudon, I. S. A. "The origin of the GP", *Journal of the Royal College of GPs*, 33: 13-18, 1983.

Munks Roll (of the members of the Royal College of Physicians), vol. II, p. 399.

Carlyle, E. I. "Sutton, Thomas (1767?-1835)" (rev. Anita McConnell), *Oxford Dictionary of National Biography*. Oxford University Press, 2004.

Sutton, T. *Tracts on Delerium Tremens, on Peritonitis, and on some Other Internal Inflammatory Affections, and on Gout*. Londres: Underwood, 1813.

Sutton, T. "An account of some cases of puerperal fever with their treatment", *Edinburgh Medical and Surgical Journal*, 9: 318, 1813.

Minute Book of the Governors of the Kent Dispensary and the Monthly Committee. London Metropolitan Archives H05/M/A/01/001 5 de junho de 1828-14 de agosto de 1837. Minute Book of the Governors of the Kent Dispensary. London Metropolitan Archives H05/M/A/01/002 21 de setembro de 1837-25 de janeiro de 1844.

Paris, J. Ayrton e J. S. M. Fonblanque, *Medical Jurisprudence*. Londres: W. Phillips *et al.* 1823.

Old Bailey Sessions Papers, 14 de janeiro de 1789.

Maidstone Journal, 12 de novembro de 1833.

7. Prova corroborativa do artigo deletério

A narrativa sobre Bodle é baseada em artigos de jornais nacionais e locais entre novembro e dezembro de 1833, especialmente *The Times, Morning Post, Morning Chronicle, Standard, Maidstone Journal* e *Maidstone Gazette*.

Christison, R. *A Treatise on Poisons, in Relation to Medical Jurisprudence, Physiology, and the Practice of Physic*. Edimburgo: A. & C. Black, 1836.

Addison, T. e J. Morgan, *An Essay on the Operation of Poisonous Agents upon the Living Body*. Londres: Longman & Co. 1829.

Hempel, S. *The Medical Detective: John Snow, cholera and the mystery of the Broad Street pump*. Londres: Granta, 2006.

The Lancet, I: 606, 1833.

The Lancet, II: 281, 1832-33.

Watson, K. *Poisoned Lives*. Londres e Nova York: Hambledon e Londres, 2004.

Forbes, T. R. *Surgeons at the Bailey: English forensic medicine to 1878*. Yale: Yale University Press, 1985.

Beck, T. H. *Elements of Medical Jurisprudence*. Londres: John Anderson *et al.* 1825.

Crowther, A. e B. White. *On Soul and Conscience: The medical expert and crime*. Aberdeen: Aberdeen University Press, 1988.

Bellot, H. H. *University College London 1826–1926*. Londres: University of London Press, 1929.

Ward, J. "Smith, John Gordon (1792–1833)", *Oxford Dictionary of National Biography*. Oxford University Press, 2004.

The Times, 9 de março de 1829.

Christison, R. *A Treatise on Poisons, in Relation to Medical Jurisprudence Physiology and the Practice of Physic*. Edimburgo: A. & C. Black, 1836.

Christison, R. *Edinburgh Medical Journal*, xxxi: 236–50, abril de 1829.

The Times, 17 de setembro de 1833.

Swaine Taylor, A. *A Manual of Medical Jurisprudence*. Londres: J. Churchill, 1846.

Smith, J. G. *The Principles of Forensic Medicine*. Londres: Thomas and George Underwood, 1824.

Old Bailey Sessions Papers, fevereiro de 1835.

The Lancet, 1: 47, 1833–1834.

8. Essas pessoas baixas e incompetentes

A narrativa sobre Bodle é baseada em artigos de jornais nacionais e locais sobre o inquérito e o julgamento, entre novembro e dezembro de 1833, especialmente *The Times*, *Morning Post*, *Morning Chronicle*, *Standard*, *Maidstone Journal* e *Maidstone Gazette*.

Ludlow, B. "Plumstead: A 19th [sic] suburb of Woolwich's industrial and military might", www.ideal-homes.org.uk/case-studies/plumstead, acessado em 19 de março de 2013.

População de Plumstead no registro paroquial de Kent de 1801 a 1921. Page, W. (ed.), *The Victoria History of the County of Kent*, vol. 3. Londres: St. Catherine Press, 1932.

Posse de bens e propriedades: Land Tax Register National Archives: IR 29/17/304.

Pigot's National & Commercial Directory 1832/33/34, Pubs and Brewers of Kent; http://freepages.genealogy.rootsweb.

ancestry.com/~mrawson/pubsdir1.html#maidstone, acessado em março de 2013.

Taxas de pobreza da paróquia de Plumstead, 1830/1833/1834–36, Greenwich Heritage Centre.

Dados do censo de 1841: National Archives HO107/484/19.

Investigadores membros do júri: National Archives ASSI 94/2164.

Charles Carttar sucede Joseph: National Archives C 202/221/29.

Knapman, P. "The Crowner's quest", *Journal of the Royal Society of Medicine*, 86, dezembro de 1993.

Grindon, Joseph B. *The Law and Duties of the Important Office of Coroner*, Bristol: Baldwin, 1822.

The Times, 9 de março de 1825, p. 3.

Ayrton Paris, J. e J.S.M. Fonblanque, *Medical Jurisprudence*. Londres: W. Phillips *et al.* 1823.

Dickens, C. *Bleak House*. Londres: Wordsworth Editions, 1993.

Wills, W. H. "A coroner's inquest", *Household Words*, 27 de abril de 1850, p. 109.

The Lancet, II, 1827–1828.

Smith, J. G. *An Analysis of Medical Evidence*. Londres: T. and G. Underwood, 1825.

The Times, 2 de maio de 1849, p. 8.

9. Um policial muito ativo

A narrativa principal é baseada em artigos de jornais nacionais e locais entre novembro e dezembro de 1833, especialmente *The Times, Morning Post, Morning Chronicle, Standard, Maidstone Journal* e *Maidstone Gazette*.

http://www.met.police.uk/history/metropolitan_historical_collection.html, acessado em 20 de março de 2013.

Greenwich, Woolwich and Deptford Gazette, 11 de janeiro de 1834.

West Kent Guardian, 4 de janeiro de 1840.

The Times, 1º de janeiro de 1823.

Christison, R. *A Treatise on Poisons*. Edimburgo: A. & C. Black, 1836.

Swaine Taylor, A. *A Manual of Medical Jurisprudence*. Londres: J. Churchill, 1846.

Anônimo. *The Complete Vermin-Killer*. Londres: Fielding and Walker, 1777.

Bartrip, P. "A pennurth of arsenic for rat poison", *Medical History*, 36: 53–69, 1992.

Pharmaceutical Journal, i: 329, 1841–1842.

Bell, J. e T. Redwood, *Historical Sketch of the History of Pharmacy*. Londres: Pharmaceutical Society of Great Britain, 1880.

The Lancet, I: 18, 1845.

Old Bailey Sessions Papers, 6 de janeiro de 1845.

Parliamentary Papers 1819. A Bill for Establishing Regulations for the Sale of Poisonous Drugs and for the Better Preventing the Mischiefs arising from the inattention or neglect of Persons vending the same.

Thompson, B. J. H. "Notes on Dr Thomas Goulard's treatise on the effects and various preparations of lead...", *Proceedings of the Royal Society of Medicine*, xxxi: 1435, 1938.

The Lancet, I: 589, 642, 693, 1846.

The Times, 20 de maio de 1846, p. 6.

The Times, 22 de junho de 1846, p. 4.

British Medical Journal, 304, 1857.

Sprigge, S. S. *The Life and Times of Thomas Wakley*. Londres, Nova York e Bombaim: Longmans, Green, 1897.

The Times, 23 e 26 de agosto de 1830.

Old Bailey Sessions Papers, 30 de outubro de 1830 e 17 de fevereiro de 1831.

Long, J. St. John, *A Defence of John St. John Long Esq in the Cases of the Late Catherine Cashin and Mrs Colin Campbell Lloyd Founded upon the Evidence Against Him*. Londres: Chapple, 1831.

Richardson, R. "Coroner Wakley: two remarkable eyewitness accounts", *The Lancet*, 358(9299): 2150-54, 2001.

Minute Book of the Governors of the Kent Dispensary. London Metropolitan Archives, H05/M/A/01/001.

The Lancet, II: 401, 1828-1829.

10. A introdução de substância irritante

A narrativa principal é baseada em artigos de jornais entre novembro e dezembro de 1833, especialmente *The Times* e *Maidstone Journal*.

Watson, K. D. "Medical and chemical expertise in English trials for criminal poisoning, 1750-1914", *Med. Hist.* 50(3): 373-90, 1º de julho de 2006.

Forbes, T. R. *Surgeons at the Bailey: English forensic medicine to 1878*. Yale: Yale University Press, 1985.

Old Bailey Sessions Papers, 30 de agosto de 1786.

Crawford, C. "Medicine and the law", in W. Bynum e R. Porter (org.), *Companion Encyclopedia of the History of Medicine*. Londres e Nova York: Routledge, 1993.

Smith, J. G. *The Claims of Forensic Medicine, being the introductory lecture delivered in the University of London on May 11, 1829*. Londres: John Taylor, 1829.

Smith, J. G. *An Analysis of Medical Evidence: Comprising directions for practitioners, in the view of becoming witnesses in Courts of Justice; and an appendix of professional testimony*. Londres: T. and G. Underwood, 1825.

Hunter, W. "On the uncertainty of the signs of murder in bastard children", in J. Dowson, *An Introduction to the Study and Practice of Medicine*. Londres: Longman, Rees, Orme, 1834.

Old Bailey Sessions Papers, 16 de abril de 1795.

Act to Provide for the Attendance and Remuneration of Medical Witnesses at Coroners' Inquests: 11 6 & 7 Wm IV c 89.

Vincent, W. T. *The Records of the Woolwich District*. Woolwich: J. R. Jackson, 1888-1890.

Pigot's Directory, 1827, 1838, 1840.

Jacyna, L. S. "Solly, Samuel (1805-1871)", *Oxford Dictionary of National Biography*. Oxford University Press, 2004.

Pearce, J. M. S. "A note on scrivener's palsy", *J. Neurol. Neurosurg. Psychiatry*, 76: 513, 2005.

Swaine Taylor, A. *A Manual of Medical Jurisprudence*. Londres: J. Churchill, 1846.

Morning Post, 8 de novembro de 1833.

11. Nunca vi duas coisas de natureza tão semelhante

A narrativa principal é baseada em artigos de jornais entre novembro e dezembro de 1833, particularmente *The Times* e *Maidstone Journal*.

James, Frank A. J. L. "Farqaday, Michael (1791-1867)", *Oxford Dictionary of National Biography*. Oxford University Press, 2004.

James, F. (ed.), *The Correspondence of Michael Faraday*, vol. 1. Londres: Institution of Electrical Engineers, 1991.

James, Frank A. J. L. "Marsh, James (1794-1846)", *Oxford Dictionary of National Biography*. Oxford University Press, 2004.

Ordnance Minutes, National Archives: WO47/1,841, p. 12, 747.

Hogg, O. F. G. *The Royal Arsenal, Woolwich*, vols. 1 e 2. Oxford: Oxford University Press, 1963; *Morning Post*, 8 de junho de 1837.

Censo de 1841.

Registros de batismo da paróquia de Santa Maria Madalena, Woolwich.

Pigot's Directory, Woolwich, 1840.

Greenwich Heritage Centre: miscellaneous papers: "ephemera".

Hasted, E. *The History and Topographical Survey of the County of Kent: Volume 1*, 1797, p. 441-54.

Vincent, W. T. *The Records of the Woolwich District*. Woolwich: J. R. Jackson, 1888–1890.

Vestry Minutes for the Parish of Plumstead, 1839, Greenwich Heritage Centre.

Ordnance Minutes, National Archives: WO 47/978.

Ordnance Minutes, National Archives: WO 44/295, letter 17 August 1846.

Registros do Exército, National Archives: WO 97/1174/1; WO 116/125.

Pigot's Directory, Woolwich, 1840.

Dados do censo de 1851, 1589, folio 212, p. 24.

RSA Committee minutes 1822–23: PR/GE/112/12/64.

Clerke, A. M. "Barlow, Peter (1776–1862)" (rev. Iwan Rhys Morus), *Oxford Dictionary of National Biography*. Oxford University Press, 2004.

RSA Transactions 1823, vol. 41.

Ordnance Minutes, National Archives: WO 44/295, relatório de 26 de agosto de 1846.

Anon. *The Domestic Chemist*. Londres: Bumphus and GrifBn, 1831.

The Times, 13 de agosto de 1821.

Christison, R. *A Treatise on Poisons*. Edimburgo: Adam Black, 1832.

Anon. *The Tryal of Mary Blandy Spinster for The Murder of her Father, Francis Blandy, Gent...* Londres: John and James Rivington, 1753.

Roughead, W. (ed.). *Trial of Mary Blandy*. Edimburgo: 1914.

"The trial of Miss Blandy for poisoning her father", *The Gentleman's and London Magazine, and Monthly Chronologer*, março de 1752, p. 136–46.

Wax, P. "The origins of analytical toxicology, arsenic detection, and the trials of Mary Blandy and Marie Lafarge", *Mithridata*, 12(2): 24, 2002.

Marshall, J. *Five Cases of Recovery from the Effects of Arsenic...* Londres: C. Chapple, 1815.

Old Bailey Sessions Papers, abril 1815, ref: t18150405-18.
Smith, J. G. *Hints for the Examination of Medical Witnesses*. Londres: Longman, Rees, Orme, Brown, and Green, 1829.
Smith, J. G. *The Claims of Forensic Medicine, being the introductory lecture delivered in the University of London on May 11, 1829*. Londres: John Taylor, 1829.
Watkins, J. *The Important Results of an Elaborate Investigation into the Mysterious Case of Elizabeth Fenning...* Londres: Hone, 1815.
The Times, 31 de março de 1815.
Watson, K. *Poisoned Lives*. Londres e Nova York: Hambledon and London, 2004.

12. Ela não arriscaria sua alma

The Times, Morning Chronicle, Maidstone Gazette e *Maidstone Journal*, todos de 12 de novembro de 1833
Kentish Independent, dezembro de 1843.
Greenwich Gazette, 3 de abril de 1834.
National Archives: HO 27/25 p247; National Archives: ASSI 94/1873.

13. Ah, minha pobre mãe

Narrativa principal: *The Times, Morning Chronicle, Morning Post*, 15 de novembro de 1833.
Eastoe, J. com R. Goodman. *Victorian Pharmacy Remedies and Recipes*. Londres: Pavilion, 2010.
The Lancet, II: 828, 1838-1839.
The Lancet, I: 744, 1829-1830.
The Lancet, II: 175, 1833-1834.
The Lancet, II: 402, 1837-1838.
Rennie, J. *A New Supplement to the Latest Pharmacopoeias of London, Edinburgh, Dublin and Paris*. Londres: Baldwin and Cradock, 1837.

Christison, R. e R. E. Griffith. *A Dispensatory or Commentary on the Pharmacopoeias of Great Britain (and the United States)*. Filadélfia: Lea and Blanchard, 1848.

Parr, B. *The London Medical Dictionary*, vol. 1. Londres: J. Johnson *et al.* 1809.

Begbie, J. *Arsenic, its physiological and therapeutical effects*. Edimburgo: Murray and Gibb, 1858.

Registros de batismo da paróquia de Santa Maria Madalena, Woolwich.

Morning Chronicle, 23 de novembro de 1833.

14. Da própria fronteira da eternidade

Narrativa principal: artigos de jornais nacionais e locais, especialmente *The Times, Morning Chronicle, Morning Post* e *Standard*, 13 e 14 de dezembro de 1833.

Trial papers, Kent Winter Assizes: National Archives ASSI 94/2164. Boase, G. C. "Gaselee, Sir Stephen (1762–1839)" (rev. Sinéad Agnew), *Oxford Dictionary of National Biography*. Oxford University Press, 2004.

Corsi, P. "Baden-Powell (1796–1860)", *Oxford Dictionary of National Biography*. Oxford University Press, 2004.

Kent County Archives PCM/1.

Drew, J. M. L. *Dickens the Journalist*. Palgrave Macmillan, 2003.

House, H. *The Dickens World*. Londres: Oxford University Press, 1960.

The Times, 20 de abril de 1837.

Morning Chronicle, 19 de dezembro de 1823.

Kent County Archives Q/GAC/2.

Hastings, P. e I. Coulson, Kent County Council website, http://www. hereshistorykent.org.uk/choosearticle.cfm, acessado em 20 de março de 2013.

Howard, J. *The State of the Prisons in England and Wales*. Londres: Warrington, 1777.

Chalklin, C. W. *English Counties and Public Building 1650–1800.*

Melling, E. (ed.) *Kentish Sources*, 6: *Crime and Punishment.* Maidstone: Kent County Council, 1969.

Kent County Archives, PCM/2 and PCM/3.

Trial papers, Kent Winter Assizes: National Archives ASSI 94/2164.

Chelmsford Chronicle, 27 de dezembro de 1833.

John Bull, 30 de dezembro de 1833, p. 411.

Essex Standard e *Colchester and County Advertiser*, 21 de dezembro de 1833.

15. A sequência desses procedimentos

Narrativa principal: artigos de jornais nacionais e locais: *The Times, Morning Chronicle, Morning Post* e *Standard*.

John Bull, 30 de dezembro de 1833, p. 411.

The Spectator, janeiro de 1834.

Kentish Gazette, 24 de dezembro de 1833.

Taxas de pobreza da paróquia de Plumstead, 1833, Greenwich Heritage Centre.

Chelmsford Chronicle, 27 de dezembro de 1833.

Kentish Gazette, 21 de janeiro de 1834.

Taxas de pobreza da paróquia de Plumstead, 1834–1836, Greenwich Heritage Centre.

Vincent, W. T. *The Records of the Woolwich District.* Woolwich: J. R. Jackson, 1888–1890.

Parliamentary Papers 1835. Relatórios do Select Committee of the House of Lords appointed to enquire into the changes of the county rates in England and Wales... p. 297–9.

Marsh, J. "Account of a method of separating small quantities of arsenic from substances with which it may be mixed. By James Marsh, Esq. of the Royal Arsenal, Woolwich. (Communicated to the Society of Arts of London)", *Edinburgh New Philosophical Journal*, abril–outubro de 1836.

Whorton, J. C. *The Arsenic Century*. Oxford: Oxford University Press, 2010.

Bertomeu-Sánchez, J. R. "Sense and sensitivity", in J. R. Bertomeu-Sánchez e A. Nieto-Galan (eds.) *Chemistry, Medicine, and Crime: Mateu J. B. Orfila (1787–1853) and his times*. Sagamore Beach, MA: Science History Publications, 2006.

RSA Committee minutes 1822–23, PR/GE/112/12/64; RSA Transactions 1823, vol. 41.

RSA Transactions 1836–1837 and 1837–1838, vol. 51; Minutes of Committee 1835–1836: PR/GE/112/12/77.

Morning Post, 8 de junho de 1836.

Burney, I. *Poison, Detection and the Victorian Imagination*. Oxford: Oxford University Press, 2006.

Crowther, A. "The toxicology of Robert Christison", in J. R. Bertomeu-Sánchez e A. Nieto-Galan (eds.) *Chemistry, Medicine, and Crime: Mateu J. B. Orfila (1787–1853) and his times*. Sagamore Beach, MA: Science History Publications, 2006.

Bertomeu-Sánchez, J. R. "Sense and sensitivity", in J. R. Bertomeu-Sánchez e A. Nieto-Galan (eds.) *Chemistry, Medicine, and Crime: Mateu J. B. Orfila (1787–1853) and his times*. Sagamore Beach, MA: Science History Publications, 2006.

Caso Lafarge: *The Times, Morning Chronicle*, 15 de fevereiro–11 de agosto; *The Times*, 8, 10, 14, 15 de setembro; 1º de outubro de 1840.

Wax, P. "The origins of analytical toxicology, arsenic detection, and the trials of Mary Blandy and Marie Lafarge", *Mithridata*, 12(2): 24, 2002.

Lynch, M. H. "Analysis of Madame Lafarge's trial", *Prov. Med. Surg. J.* 1(2), 10 de outubro de 1840.

New York Times, 8 de novembro de 1874.

Reinsch, H. "On the action of metallic copper on solutions of certain metals, particularly with reference to the detection of arsenic", *Philosophical Magazine*, 19: 480–83, 1848.

RSA Transactions 1836–1837 e 1837–1838, vol. 51.

Minutes of RSA Committee 1835–1836: PR/GE/112/12/77.

Pharmaceutical Journal and Transactions, 1: 278, 1841–42.

16. E se o químico estiver errado?

Bulwer-Lytton, Edward. *Lucretia, or the Children of the Night*. Londres: Saunders and Otley, 1846.
Daily News, 12 de dezembro de 1846.
Morning Chronicle, 1º de janeiro de 1847.
Morning Post, 3 de fevereiro de 1847.
London Medical Gazette, 4: 242-8, 1847.
De Quincey, T. *On Murder Considered as One of the Fine Arts*. Oxford: Oxford University Press, 2006.
Forbes, T. R. *Surgeons at the Bailey*. New Haven, CT: Yale University Press, 1985.
Morley, H. *Household Words*, 13: 221, 1856.
The Leader, 15 de dezembro de 1855.
The Times, 22 de agosto de 1859.
Burney, I. *Poison, Detection and the Victorian Imagination*. Manchester: Manchester University Press, 2006, p. 20.
Bynum, W. F. S. Lock e R. Porter (eds.). *Medical Journals and Medical Knowledge*. Nova York: Routledge, 1992.
Lloyd's Weekly, 8 de junho de 1856.
Chadwick, E. *Report on the sanitary conditions of the labouring population of Great Britain. A supplementary report on the results of a special inquiry into the practice of interment in towns*. Londres: HMSO, 1843.
Lloyd's Weekly, 12 de agosto de 1849.
Daily News, 20 de agosto de 1849.
The Era, 19 de agosto de 1849.
The Times, 19 e 21 de setembro de 1846; 5 de setembro de 1850; 8 de março de 1851.
Daily News, 5 de setembro de 1846.
The Era, 10 de setembro de 1848.
Morning Post, 5 de setembro de 1848.
Ipswich Journal, 10 de março de 1849.
The Times, 22 de setembro de 1848.
Watson, K. *Poisoned Lives*. Londres e Nova York: Hambledon and London, 2004, p. 45.

Burney, I. *Poison, Detection and the Victorian Imagination*. Manchester: Manchester University Press, 2006, p. 20.

House of Lords Debate, 24 de março de 1851, Hansard, vol. 115, cols 422-4.

Mill, J. S. *The Letters of John Stuart Mill*, vol. 1. Londres: Longmans, Green, 1910.

House of Lords Debate, 5 de junho de 1851, Hansard, vol. 117, col. 444.

Bristol Mercury, 18 de abril de 1835.

The Era, 17 de fevereiro de 1850.

Old Bailey Sessions Papers, 4 de março de 1850.

Daily News, 9 de março; 14 de março; 18 de março de 1850.

Medical Times, 23 de março de 1850.

Best, W. M. *A Treatise on the Principles of Evidence and Practice as to Proofs in Court of Common Laws*. Londres: Sweet, 1860.

Caso Smethurst: Old Bailey Sessions Papers, ref. t18590815-785.

Stephen, J. F. *A History of the Criminal Law of England*, vol. 1. Abingdon: Taylor and Francis, 1996.

British Medical Journal, 27 de agosto de 1859, p. 702.

The Times, 26 de agosto de 1859, p. 9.

Pharm J. 1860-1861; 2 (2nd series), p. 337.

Pharm J. 1860-1861; 2 (2nd series), p. 475.

British Medical Journal, 3 de setembro de 1859, p. 725.

The Times, 22 de agosto de 1859.

17. A paralisante influência da negligência oficial

Morning Post, 8 de junho de 1837.

RSA Transactions 1836-1837 e 1837-1838, vol. 51.

RSA Committee minutes 1836-1837 PR/GE/112/12/78.

National Archives WO/47/1,841, p. 12747.

RSA Transactions 1838-1839, vol. 52.

RSA Committee papers 1838-1839 PR/GE/112/12/80.

Ordnance minutes, National Archives, WO/47/1879, p. 13828; WO/47/1855, p. 3563.

Atestado de óbito de BMD: abril a julho de 1846, 05/211.
National Archives PROB/11/2058.
National Archives WO 44/295, carta de 7 de agosto de 1846.
National Archives WO 44/295, petição recebida em 10 de agosto de 1846.
National Archives WO 44/295, 28 de agosto de 1846, carta de 3 de setembro de 1846.
National Archives WO 44/295, carta de 4 de setembro de 1846.
National Archives WO 44/295, 5 de outubro de 1846.
Morning Chronicle, 16 de novembro de 1846.
The Times, 5 de novembro de 1846.
The Times, 12 de novembro de 1846.
National Archives WO 44/295, cartas de 28 de outubro e 2 de novembro de 1846.
National Archives WO 44/295, cartas de 3, 7 e 19 de abril de 1847.
The Examiner, 20 de novembro de 1847.

18. Fui com uma mentira nos lábios

Greenwich Heritage Centre, taxas de pobreza da paróquia de Plumstead, 1834-1836.
St. Nicholas, Plumstead, registros da paróquia, funerais.
Dados do censo de 1841, piece 461, book 4, folio 7, p. 6.
Old Bailey Sessions Papers, 9 de março de 1842.
Atestado de óbito de BMD: outubro a dezembro de 1843, vol. 5, p. 201.
Vincent, W. T. *The Records of the Woolwich District*. Woolwich: J. R. Jackson, 1888-1890.
National Archives PCOM 2/208; HO 77/51.
Old Bailey Sessions Papers, 5 de fevereiro de 1844.
National Archives CRIM 4/241.
National Archives HO 16/8.
National Archives CRIM 5/2.

Old Bailey Sessions Papers, 14 de dezembro de 1840.
The Times, 16 de dezembro de 1840.
West Kent Guardian, 10 de fevereiro de 1844.
National Archives PCOM 2/208.
News of the World, 11 de fevereiro de 1844.
National Archives ASSI 31/38.
Census returns 1841, 1851, 1861, 1871, 1881; parish records St. Margaret Plumstead, parish records, burial 9 de abril de 1886.
National Archives PCOM 2/21.
Griffiths, A. *Memorials of Millbank*. Londres: Chapman and Hall, 1884.
Convict Records of Australia, www.convictrecords.com.au/convicts/ship-name/maria-somes.
Old Bailey Sessions Papers, 1º de janeiro de 1844.
Old Bailey Sessions Papers, 5 de fevereiro de 1844.
Old Bailey Sessions Papers, 4 de março de 1844.
John Bull, 16 de março de 1844.
Kentish Gazette, 19 de março de 1844.

Fontes principais da história dos Bodle

Nenhum registro oficial sobre o inquérito Bodle sobreviveu e, assim, esta narrativa foi retirada de artigos de jornais nacionais e locais, especialmente *The Times, The Morning Post, The Morning Chronicle, Maidstone Journal* e *Maidstone Gazette*.

As fontes dos julgamentos são: National Archives HO 27/25 p247, HO 16/8, PCOM 2/208, PCOM 2/21 e CRIM 4/241; Old Bailey Sessions Papers 5 de fevereiro de 1844, ref t18440205-583.

Outras fontes importantes da história dos Bodle e da vida em Plumstead e Woolwich em 1833 são *Os registros do Distrito de Woolwich*, de W. T. Vincent, e jornais locais, especialmente *Maidstone Journal, Maidstone Gazette, Kentish Gazette, Kentish Independent, West Kent Guardian* e *Greenwich, Woolwich and Deptford Gazette*.

Agradecimentos

Meus sinceros agradecimentos às pessoas que tão generosamente me emprestaram seu tempo e sua competência, para não mencionar a ocasional e deliciosa companhia.

John Slaughter, toxicologista forense, por sua infinita paciência e habilidade em ler esboços, respondendo a perguntas e explicando um assunto tão complexo a uma amadora.

Professor Robert P. Chilcott, chefe do departamento de Farmácia da Universidade de Hertfordshire, por seu conhecimento sobre a história da toxicologia, os toxicologistas do século XIX e James Marsh.

Dr. John M. T. Ford, por seu entendimento da história da educação médica e do desenvolvimento da profissão médica e por partilhar comigo material inédito de sua pesquisa original.

Andrew Cunningham, pesquisador sênior do departamento de História e Filosofia da Ciência da Universidade de Cambridge, por ler o manuscrito final e fornecer seus usuais e indispensáveis conselhos e encorajamento.

Dr. Nick Cambridge, historiador médico, por tratar minhas perguntas clínicas com sua gentileza e seu bom humor costumeiros.

Joan Craig, por sua competência em farmacologia e por todo seu interesse e incentivo durante o processo de pesquisa e escrita.

David Massa, advogado aposentado, por sua orientação através do campo minado das leis testamentárias do século XIX, assim como seu entusiasmo e apoio.

Juiz Graham Boal por ler um rascunho inicial e por seus conselhos sobre a definição legal de venenos e as leis relativas à produção de provas.

Frances Ward e Jonathan Partington, do Greenwich Heritage Centre, por suas informações sobre a história de Plumstead e Woolwich e sua ajuda em relação ao material-fonte; do mesmo modo, a Janet Payne, arquivista da Venerável Sociedade de Apotecários, por uma visita altamente informativa ao Salão dos Apotecários.

Rebecca Storr, coordenadora de acesso às coleções do Museu de Ciências, por uma fascinante visita para conhecer as versões do aparato de James Marsh no arquivo do museu.

Linda e Stanley Slaughter por me alertar para a história de Thomas Chatterton.

Naveed Khokhar, por suas essenciais habilidades com Photoshop.

À equipe daquele maravilhoso recurso chamado The Wellcome Library, assim como às equipes dos Arquivos

Nacionais e da Biblioteca Britânica, por sua solicitude e competência.

Meu agente, o lendário Patrick Walsh, por seus usuais e infalíveis apoio, astúcia e amizade.

O time da Weidenfeld & Nicolson, particularmente Jessica Gulliver, Sophie Buchan, Hannah Whitaker e Elizabeth Preston, e especialmente Kirsty Dunseath, por todo seu entusiasmo e encorajamento, e também ao que parece ser sua habilidade de ler mentes quando se trata de conduzir os textos até o ponto para o qual quero levá-los.

E, finalmente, meu agradecimento a minha família e amigos, por seu vital interesse e seu encorajamento quando fico (e continuo) entediada...

ÍNDICE

A

Abingdon, lorde, 308-9, 317-8
Achindachy, James, 161-2, 297-9
ácido hidroclorídrico, 68-9, 171-2, 251-2, 262-3
ácido oxálico, 131-3
ácido sulfúrico, 61-2, 68-9, 72-3, 171-2, 251-5
acônito, 27-9, 73-4
açúcar mascavo (açúcar úmido), 22-4
Adams, William (criminoso), 315-6
Adams, William (inquérito), 118-20
Addington, Anthony, 169-73, 175, 178-80
Addison, Thomas, 89-90
Adolphus, John, 226-7, 229-32
álcool, 30-2
Amesbury, Joseph, 162-3
Andrews, Elizabeth, 50-1
Andrews, Mary (nascida Bodle), 14-5, 49-50, 108-9, 125-6, 192-3, 227-8, 235-7, 239-40, 306-8, 316-9
Andrews, Thomas, 14-5, 108-9, 306-8, 316-7
anéis de luto, 50, 298-9
Anne, rainha, 25-6
antimônio, 27-8, 118-9, 257-8, 272-3, 288-9, 291
antraz, 61-2
apotecários, 74-8
Aqua Tofana, 28-30, 267-9
aranhas venenosas, 61-2
Arlidge, John, 42-3
arruda, 63-4
Arsenal de Woolwich, 152-3, 157-61, 164-5, 204-5, 251-2, 298-300
arsênico 28-30, 40-4
  absorção do, 63-4
  antídotos, 72-3

diagnóstico de envenenamento por, 89-92
e classificação dos venenos, 61-2, 66-9
efeitos nos órgãos internos, 150-1
efeitos de envenenamento por, 53-7
testes forenses (antes de Marsh), 168-79
teste do alho, 168-9, 171-2, 174-5, 256-7, 287-8
como impureza no cobre, 289-90
rótulos de, 131-3
teste de Marsh, 250-8, 260, 262-3, 270-1, 288-9, 295-6, 303
testes de cor, 171-3, 175-6, 178-9, 259-60
testes de precipitados, 178-9, 251-2, 259-60
preço, 128-30
teste de redução, 178-9, 251-2
teste de Reinsch, 262-4, 270-1, 275-6, 288-9, 291-2
restrições à venda, 132-3, 283-5
teste da prata, 174-5, 178-9
envenenamento subagudo, 56-9
tratamento para o envenenamento, 71-4

uso como cosmético, 205-6
uso como veneno de rato, 127-131
uso como tônico, 205-7
uso em preparados tópicos, 206-8
teste das "flores brancas", 171-2, 174-5
Arsina, gás, 42-3, 251-5, 256-8
Ashdown, Thomas, 45-6
asma, 205-6
aspirina, 251-2
Ato do Arsênico (1851), 132-3, 283-5
auripigmento, 40-4, 138-9, 274-5
Austen, Jane, 310-11
Austrália, 319-21
autópsias, 95-6, 114-5, 126-7, 148-9, 179-80
Ayurveda, 27-8

B

bactéria, 64-5, 69
Baden Powell, lorde, 217-8
Ballantine, William, 280-3, 289-90
Balls, Jonathan, 137-8
Bankes, Isabella, 288-91
Barber, Ann, 166-8
Barber, James, 167-8
Barlow, Peter, 161-4
Barton, policial Walter, 34-5
Bath, 114-5

Baxter, Louisa, 18-21
Baxter, Mary-Ann (nascida Bodle), 18-21, 46-7, 50-1, 73-4, 192-3
Baxter, Samuel, 18-9, 45-7, 49-52, 73-4
  e a morte de George Bodle, 84-6, 107-9, 139-40
  e o inquérito, 191-5, 197, 213-4
  e o julgamento, 233-5
  e o testamento de George Bodle, 45-7, 49-52, 139-40, 192-3, 233-4, 306-8
Baxter, William, 18-9
Beeton, sra., *Book of Household Management*, 132-3
beladona, 63-4
Bellingham, James, 199-200
Berzelius, Jons, 257-8, 262-3
Bing, família 36-7, 201-3, 106-7, 179-80
Blackadder, dr., 206-7
Blacknell, William, 107-8
Blandy, Francis, 169-71, 173, 179-80
Blandy, Mary, 169-71, 173
Bodel, Willum e Mary, 46-7
Bodkin, William, 228-30, 235-7, 289-90
Bodle, Ann (nascida Wassell), 18-9, 21-4, 36-8, 47-8, 137-8, 146-7
  e morte do marido, 85-6, 133-4, 138-40
  e o inquérito, 185-6, 195-8
  e o julgamento, 226-8, 241-2
  e testamento do marido, 48-50, 52, 192-3
  morte, 306-8
Bodle, Catherine (nascida Judd), 13-4, 16-7, 37-40, 108-9
  declaração no leito de morte, 317-9
  e inquérito, 190-1, 197-9, 211-14
  e julgamento, 228-30, 235-8, 246-7
Bodle, George, 14-5, 46-7, 49-50, 192-3, 306-8, 318-9
Bodle, George (velho George), 13-4, 17-9, 21-4, 35-41
  abdome inchado, 125-6, 149-50
  autópsia, 147-53
  e as chaves do armário, 21-2, 196-7, 213-4
  família e riquezas, 46-9
  funeral, 213-4
  morte, 86-7, 136-8
  segredo do leito de morte, 85-6, 190-2, 233-4
  testamento, 45-7, 48-52, 192-3, 233-4, 306-8, 318-9
  testes forenses, 152-3, 167-9, 176-81
  tratamento médico, 73-5, 81-87

Bodle, John (Middle John), 13-4, 16-8, 37-8
    declaração no leito de morte, 308-9, 317-8
    deixa Plumstead, 306-8
    e ameaça ouvida, 107-9, 152-3, 185-6, 193-5, 208-10, 237-8
    e a morte do pai, 85-7, 133-4, 138-9
    e julgamento, 228-35, 237-9, 241-2, 245-7
    e o inquérito, 183-201, 207-10, 212, 214
    e o segredo do pai no leito de morte, 85-6, 190-2, 233-4
    e o testamento do pai, 45-7, 48-52, 233-4, 305-8
    juventude e condenações, 199-201, 207-8, 231-3, 234-5, 237-8
    morte, 306-9, 318-9
    venda da propriedade, 305-8, 318-9
Bodle, John (Young John), 14-5, 17-23
    ameaça ouvida, 107-9, 152-3, 185-6, 193-5, 208-10, 137-8
    após o julgamento, 246-50
    arsênico em seu baú, 133-7, 168-9, 176-80, 204-6
    compra arsênico, 109-10, 125-8, 127-8
    degredo, 319-21
    e a morte do avô, 86-7, 107-10
    e a venda da propriedade, 306-8
    e o inquérito, 184-7, 189-95, 197-200, 203-13
    e o testamento do avô, 49-50, 192-3
    e o veredito do inquérito, 211-14, 246-7
    história do mendigo, 204-5, 211-12
    prisão, 112-4, 223-6
    seu julgamento, 217-43
    suspeita e prisão, 107-9, 152-3, 123-7, 132-4, 152-3, 180-1, 184-5
    tentativa de extorsão (como James Smyth), 308-17
    uso de arsênico, 204-11, 235-7, 239-41
    veredito do julgamento, 240-3
Bodle, Mary, 46-7
bomba estomacal, 71-3
Borgia, os, 28-9, 269-70, 275-6
Bossey, Francis, 147-50, 152, 208-11, 227-8
Brecknock, lorde, 217-9, 219-20
Brett, Elizabeth, 245-6
Brighton, 308-11
Bristol Mercury, 285-6
British Medical Journal, 65-6, 138-9, 191-3

Brodie, Sir Benjamin, 29-33, 60-1, 290-1
Brown, sr. (apotecário), 118-20
Bucklersbury, 75-7
Budgen, John, 107-8
Bullock, Richard, 133-4
Bulwer-Lytton, Sir Edward, *Lucretia*, 265-70, 272-3, 275-6
Burdock, Mary Ann, 284-6
Burke and Hare, 131-3
Burroughs, George, 145-7
Butler, Ebenezer, 34-5
Butler, John, 119-20, 166-7, 185-6, 212-13, 227-8, 270-1
  e a autópsia, 147-50, 151-3
  e o envenenamento de George Bodle, 34-5, 39-41, 53-4, 59-60, 73-4, 79-84, 86-7
  e o inquérito, 187-8, 192-3, 198-9, 208-10
  e testes forenses, 155-6, 168-9, 179-80
  inicia investigação criminal, 92-6, 98-103, 108-9, 126-7, 137-8
Byron, Lord, 310-11

C

cádmio, 257-8
cães, raiva, 61-2
Calígula, imperador, 41-2
Campbell, Margaret, 97-8
camponeses estírios, 55-7
cânfora, 63-4
cantárida (mosca espanhola), 28-9, 61-2
carbonato de potássio, 73-4
Carlisle, conde de, 283-4
caroços de cereja, 65-66
caroços de pêssego, 26-7
Carter, Thomas, 306-8
Carttar, Charles, 109-12, 118-9, 120-2, 125-7, 132-4
  e os custos do inquérito, 138-40, 212-3, 248-50
  retoma o inquérito, 183-4, 187-9, 192-5, 196-99, 203-4, 208-13
  declarações finais e veredito, 210-13
  e os testes forenses e a autópsia, 141-2, 147-50, 155-6, 166-8, 179-80
Carttar, Joseph, 110-12, 118-22, 124-5
carvão em pó, 72-3
Cashin, Catherine, 115-19, 226-7
Cashin, Ellen, 115-18
caso Ealing, 220-1
centeio de chifre ou esporão, 63-4
Chadwick, Edwin, 273-4
Charivari, 59-60
Chatterton, Thomas, 53-4
Cheeseman, Elizabeth, 34-5

Chelmsford Chronicle, 236-7
Chesham, Richard, 276-8
Chesham, Sarah ("Sally Arsenic"), 275-81, 283-4
Chevallier, M., 262-3
Christison, Robert, 63-66, 89-90, 92-3, 96-100, 127-8, 167-9, 179-80, 206-7, 208-10, 204-5, 262-3, 284-5
chumbo, 27-9, 61-2, 131-3, 207-8
cianeto, 26-7, 55-6, 63-4, 68-9, 131-2
cicuta, 27-9, 31-2, 63-4, 207-8
cirurgiões, 77-80, 82-3
claras de ovos, 73-4
Clark, John, 248-51
Clarke, superintendente, 276-8
Clarkson, Thomas, 226-7, 228-35, 246-7, 308-9, 313-4
Cleeve, família, 107-8, 239-40, 246-7
Clements, Richard, 239-40
clínicos gerais, 79-80
clorato de potássio, 288-90
cloreto de ferro, 72-3
cloreto de mercúrio, 119, 132
clubes funerários, 273-4, 285-6
Cockburn, James, 161-2, 164-5, 299-300
Codrington, vice-almirante Sir Edward, 256-7
cólera (cólera asiática), *ver também* "cólera inglesa"
"cólera inglesa", 39-40, 90-1, 198-9

Colégio Real de Cirurgiões, 74-5, 79-80, 96-7
Colégio Real de Médicos, 78-9, 81, 99-100, 112-13
Coleridge, juiz, 316-7
Colquhoun, James, 185-7, 193-5, 199-204, 212-3, 305-6
comitê da Câmara dos Lordes, 248-51
Companhia dos Apotecários, 74-7, 96-7
Complete Vermin Killer, The, 130-1
Conselho de Artilharia, 157-8, 160-1, 163-5, 295-8
e a pensão de Mary Marsh, 299-303
Cook, John Parsons, 271-2
Cook, Thomas, *Physick Lies a Bleeding*, 77-8
Cooper, Sir Astley, 79-80, 206-7
Cope, sr. (diretor de Newgate), 316-17
Corinto, 40-1
Cox, Daniel, 66-8
Cranstoun, capitão William Henry, 169-71
cravagem, 63-4
criada para todo serviço, 14-17
Crocker, Peter, 319-20
Cropper, George, 218-19
Cross Keys, Gracechurch Street, 125-6, 133-4, 227-8
Crump, David, 218-19
curare, 30-2

D

Daily News, 265-6, 275-6, 286-7
Dansey, capitão, 162-4, 297-8
Davies, sr. (cirurgião), 286-7
Davy, Humphry, 155-6
Defoe, Daniel, *Moll Flanders*, 142-3
delirium tremens, 80-1
depoimentos indiretos, 83-5
de Quincey, Thomas, 'On Murder', 269-70
Dickens, Charles, 57-9, 112-14, 117-18, 218-21, 267-70
difteria, 26-7
digitalis, 63-4
Diocleciano, imperador, 41-2
Dioscórides, 28-9
disenteria, 90-1, 290-1
Dispensário de Kent, 74-5, 81-3, 119-22
Disraeli, Benjamin, *Sybil*, 273-4
dissecção, 78-9, 94-6
doença venérea, *ver também* sífilis
Drummond, coronel Percy, 164-5
Drury Lane, 113-4
Dublin Medical Press, 291-2
Dundas, contra-almirante Thomas, 299-300

E

edema, 306-8
Edinburgh New Philosophical Journal, 251-2
eletromagnetismo, 155-6, 161-4, 255-6, 297-8
Envenenadores
  identificação de 27-8
  mulheres, 275-85
envenenamento, epidemia de, 269-83
Era, The, 274-5, 280-1
erisipela, 208-10
especialistas médicos, 142-9, 292-3
Estrabão, 41-2
Essex Standard, 223-4, 241-2
esteiras, 224-6
estricnina, 55-6, 68-9, 89-90, 268-9, 272-3
envenenadoras de Essex, 275-83
Evans, Elizabeth, 22-4, 36-8, 50-1, 137-8, 141-2
Evans, Joseph, 109-10, 127-8, 133-7, 205-6, 210-11
Examiner, The, 302-3
Excellent, navio HMS 157-8, 297-8
extrato da papoula, 162-4
extrato de Goulard's, 131-3, 207-8
Eyre, Sir Robert, 83-4

F

Faraday, Michael, 96-7, 108-9, 155-7, 161-2, 163-4, 166-7, 255-6, 295-6, 302-3
farmacêuticos, definição de, 130-1
Farr, William, 128-30
febre atáxica, 90-1
febre puerperal, 80-1
Febring, Jeremiah, 21-2
Febure, Monsieur, 207-8
Fenning, Eliza, 172-4, 175-9
ferrovias, chegada das, 105-6
Flaubert, Gustave, 54-5
Fogo de Santo Antônio, 63-4
força policial de Essex, 276-8

G

Gadd, John, 143-5
Galignani's Messenger, 259-60
gangrena, 63-4, 206-7
Garrow, William, 146-7
Gaselee, Sir Stephen, 112-3, 217-221, 223-4, 228-33, 235, 240-2, 248-50
Geering, Mary Ann, 275-6
George II, rei, 25-6
George IV, rei, 30-1, 79-80
Godfrey's Cordial, 57-9
Goethe, J. W. von, 259-60
Gordon Smith, John, 72-3, 96-100, 101-3, 114-17, 144-5, 176-8
gota, 80-1

Gould, juiz, 143-4
Grant, Robert, 102-3
Gratwick, Moses, 199-200
Green Man, Blackheath, 124-5
Greenwood, Frederick, 272-4
Grey, Sir George, 278-9
Grove, Alex, 45-6
guerras napoleônicas, 160-1
Guerra Peninsular, 96-7, 160-1
Guthrie, George, 74-5

H

Haines, James, 47-8
Haines, William, 272-3
Ham, Thomas, 280-3
Hamburg, 91-2
Happisburgh, Norfolk, 137-8
Hardwick, John, 315-6
Hardwicke, George, 145-6
Harrison, John, 143-4
Harwood, Samuel, 109-10
Hastings, Sir Thomas, 297-8
Hawley, Thomas, 124-5
Head, Phoebe, 282-3
heléboro, 30-2, 205-6
Henrique VIII, rei, 78-9, 158-9
Herapath, William, 114-15, 167-8, 274-5, 284-6, 291-3
Higgins, Mary, 13-14, 17-21, 107-112
  deixa Plumstead, 246-7
  e o inquérito, 183-91, 193, 197-200, 203-4, 210-12
  e o julgamento, 231-2, 238-9
Hindle, John, 167-8

Hipócrates, 27-8, 173-4
Hodges, Matilda, 232-3
Hodges, William, 199-201, 232-3
Hogg, Abraham, 112-13
Homer, 26-7
hospedaria de Drummond Street, 310-11, 313
hospital Guy's, 65-6, 79-80, 89-90, 288-9
hospital St. Thomas, 148-50
hotel Grillion's, 308-313
Household Words, 57-9, 113-14, 271-2
Howard, John, 224-5
Hume, Joseph, 72-3, 174-5, 178-9
Hunter, John, 78-9, 145-6
Hunter, William, 145-6

I

ibn-Hayyan, Jabir, 42-3
Illustrated Times, 271-2
infanticídio, 141-2, 145-6
inquéritos, 112-18
Instituto Real, 96-7, 155-6, 310-11
intoxicação alimentar, 28-9
investigadores, 110-22
Ipswich Journal, 282-3

J

Jacobs, William e Frances, 233-5, 238-9

Jeston, J. W., 162-4
John Bull, revista, 240-2, 245-6, 250-1, 320-1
jornais, 271-4, 278-9
jurados, 110-12, 114-15, 117-18, 120, 142-5

K

Keats, John, 53-5
Kentish Gazette, 246-7
Kentish Independent, 305-6, 316-7
Kett, Elliott e Richard, 218-9
Kimber, sr. (cura), 246-7

L

Laboratório Real, 158-61, 163-5, 297-8, 299-300
Lacoste, madame, 262-3
Lafarge, Charles, 258-61
Lafarge, Marie, 258-63, 267-9, 275-6, 295-6
Lancet, The, 74-7, 91-3, 114-15, 147-9
latim e grego, 74-5, 79-80
láudano, 57-9, 128-30, 132
Leader, The, 270-1
Lear, Judith, 21, 36-8, 84-7, 100-3, 137-8, 178-9
  e o inquérito, 187-9, 191-2, 196-7
  e o julgamento, 231-3, 235
lepra, 206-7

Letheby, Henry, 167-8, 284-8, 292-3
Liebig, Justus von, 254-5
Lívia, imperatriz, 275-6
Livro de Kells, 41-2
"livro de venenos", 283-4
Lloyd's Weekly, 272-3, 275
Lobb, Richard, 313-14
London Medical Dictionary, 207-8
London Medical Gazette, 265-6, 269-70
Long, St. John, 115-19, 226-7
Luís XVIII, rei, 308-9
Lynn, Charles, 112-13

M

magistrados, 92-4, 137-8
magnésia, 72-3
Maidstone
  prisão, 34-5, 199-200, 212-4, 223-6, 234-5
  sessões judiciais, *ver* sessões judiciais de Kent
  Star Inn, 34-5, 226-30, 241-2
  tribunal, 221-4
Maidstone Gazette, 33-4, 110, 187
malária, 90-1, 205-7
Male, George, 73-4
Mappae Clavicula, 41-2
Maria Somes, navio, 319-21
Marinha Real, 157-8, 295-8
Marsh, Henry, 158-9
Marsh, James, 126-7, 136-7, 152-3, 156-69, 171-2, 176-81, 187-9, 227-8, 271-2
  dispositivo eletromagnético, 161-4, 255-6, 297-8
  morte e pensão da esposa, 295-303
  teste para arsênico, 250-8, 260, 262-4, 295-6, 303
  trabalho sobre o tubo de percussão e pavio, 157-8, 295-8, 299-300
Marsh, Lavinia, 166-7, 300-1
Marsh, Mary, 159-61, 164-7, 295-6, 298-303, 318-9
Marshall, John, 172-8, 179-80
Mason, Henry, 50-2, 107-8, 138-40, 191, 193, 212-3, 235-7, 248-50
May, Mary, 275-6, 280-1
McDonald, Peter, 109-110, 191-2
Mead, Richard, 25-7, 29-32
Medical Times, 65-6
Medici, os, 28-9
medicina forense (jurisprudência médica), 64-6, 94-100, 102-3
médicos, 77-80, 82-3
medula, 198-9, 205-6, 208-10
meimendro, 28-9, 31-2, 63-4
mercúrio, 61-2, 118-9, 131-2, 257-8
Meredith, George, 53-4
Meritt, Ann, 285-8
Meritt, James, 285-7

Mill, John Stuart, 283-5
Milstead, Henry, 107-8
mistura Fowler's, 206-7, 254-5
Moles, Charles, 319-20
Molière, 75-7
Moneypenny, reverendo, 33-4
morfina, 65-6
Morgan, John, 89-90
Morley, Henry, 271-2
Morning Chronicle, 96-7, 180-1, 195-6, 220-1, 265-6
Morning Post, 126-7, 152-3, 220-1, 223-4
Morris, policial James, 109-10, 123-7, 132-7, 152-3, 168-9, 204-5, 210-11, 213-14, 227-8
Mortar Inn, 133-4, 227-8
Mount, sargento Joseph, 312-16, 319-20
Munton, Emma, 272-3
Murray, Francis, 319-20
Murray, John, 310-11

N

Napoleão Bonaparte, 42-3, 308-9
Nápoles, 28-9
National Gallery, 315-16
Neale, John, 143-5
Nero, imperador, 28-9
nevralgia, 205-6
New York Times, 258-60
News of the World, 272-4, 316-17

Newton, Sir Isaac, 25-6
Nicandro de Cólofon, 28-9
nitrato de prata, 174-6, 178-9
nível das macieiras-bravas, 47-8, 50-1
nível do milho, 49-51
Nokes, William, 138-40, 147-40, 166-7, 183-4, 186, 197-8, 299-300
nux vomica, 63-4

O

Odling, William, 288-9, 291-3
Ogilvy, sr. (cirurgião), 172-3
Old Bailey, 78-9, 95-6, 118-19, 143-4, 146-7, 167-8, 175-6, 280-1, 289-90, 312-13, 319-20
aumento nos casos de envenenamento, 269-72
comparecimento de John Bodle, 308-9, 317-18
ópio, 27-9, 57-9, 63-4, 80-1, 131-2
Orfila, Matthieu, 59-66, 71-2, 73-4
e o caso Lafarge, 259-63
e o teste de Marsh, 254-6
"órgão alvo", 29-30
Osborne, William, 136-8, 227-8
ouro, 41-2
Ovídio, 26-7
óxido de ferro, 72-3

P

Pall Mall Gazette, 272-3
Palmer, dr. William (o "envenenador de Rugeley"), 271-3
Panormo, madame, e a Criança Prodígio, 34-5, 245-6
papel de parede, 42-3
Papworth, Robert, 124-6
Papiro Ebers, 27-8
Paracelso, 29-30, 65-6
paralisia do escrivão (câimbra do escritor), 149-50
Paris, John Ayrton, 112-13, 115
Park, juiz, 117-18, 221-2
Parker, Charles, 45-6, 138-40
Parr, Bartholomew, 72-3
parteiras, 142-3
Pasteur, Louis, 64-5
Pechey, Elisha, 162-3
Peel, Sir Robert, 97-8, 123-4
peixes venenosos, 61-2, 64-5
pena de morte, abolição da, 287-8
penitenciária de Millbank, 318-20
peritonite, 80-1
Perks, Henry, 14-15, 20-2, 37-8, 86-7, 101-2, 126-8, 178-80, 185-6, 199-200, 203-4, 318-19
Perks, Sarah, 236-7, 239-40
Pharmaceutical Journal, 263-4, 278-9
Phillips, Hannah, 278-9
Philp, Robert Kemp, 15-17

Pike, Charles, 218-9
Plant, James, 164-5
plantas venenosas, 26-7, 31-2
Plínio, 41-2
Plume of Feathers, 105-6, 108, 110, 125-7, 239-40
inquérito do investigador, 180-1, 188-9, 194-5, 197-8, 223-4, 226-7
Plumstead, 105-8
abrigo, 107-8, 183-4, 231-2, 234
cadeia, 212-13
Green Man, 105-6, 194-5
igreja de São Nicolau, 213-14, 217-18, 246-7
Prince of Orange, 105-6, 194-5
venda das propriedades de Bodle, 305-6
ver também Plume of Feathers
Polícia Metropolitana, 93-4, 123-5, 312-3
policiais, 124-5, 213-5
Pompeiópolis, 41-2
Pooley, Edward, 319-20
posto policial de Vine Street, 312-3, 315-6
Powell, John, 84-5
praga, 61-2, 129-30
prisão de Fleet, 98-100
prisão de Newgate, 78-9, 268-9, 286-7, 315-19
prisão de Parkhurst, 318-19
prisão de Pentonville, 318-19
Punch, 129-30

Q

quinino, 90-1

R

Rabbeth, William, 312-15
Raspail, François-Vincent, 260-3
ratazanas, 127-31, 210-11, 258-9
Read, Thomas Manby, 84-5
realgar, 40-4
Red Lion, 133-6
Reinsch, Hugo, 262-4
Reisseissen, Johannes Daniel, 168-9
relação entre dose e resposta, 29-30
Rice, David, 107-8, 239-40
Richmond, duque de, 249-50
Riddell, lorde, 272-4
Robinson, Thomas, 308-18
Roma, 28-9
Real Sociedade Humana, 218-19
Real Academia Militar, 108-9, 155-6, 158-9, 161-2, 164-5, 251-2, 303-4
Real Sociedade de Artes, 156-7, 161-3, 255-7, 263-4, 295-8
Russell, John (mercador de carvão), 239-40
Russell, lorde John, 300-1
Russlee, James, 239-40
Ryham, sr. (secretário do Conselho de Artilharia), 299-300

S

sais de bário, 61-2, 131-2
sais de Epsom, 66-8
sal amoníaco, 61-2
salitre, 61-2, 67-8
sangramento gástrico, 90-1
sanguessugas, 71-3
sapos venenosos, 26-7
Saybridge, William, 67-8
sessões judiciais de Huntingdon, 66-8
sessões judiciais de Kent, 217-9
e custos, 248-51
Shackleton, reverendo Henry, 246-7
Shen Nung, 27-8
Shooters Hill, 105-6
Shoulder-of-Mutton-Green, 232-3
sífilis, 131-2, 205-6
Simmons, Henry, 33-5
Smethurst, Thomas, 287-293
Smith, Betsy, 22-4, 50-1, 73-4, 137-8, 203-5, 231-2
Smith, Clara, 284-5
Smith, James, 124-4
Smith, Jemima, 124-5
Smith, Rebecca, 274-6
Sociedade Bíblica de Auxílio de Kent, 34-5
Sociedade Médica de Westminster, 206-7
sociedades de amigos, 273-4
Sócrates, 26-7
Solly, Samuel, 147-52, 188-9, 227-8

Somerset House, 143-4
Southgate, Hannah, 280-3, 289-90
Spectator, 245-6
Stace, William, 180-1, 204-5, 218-19
Stangon, Thomas, 67-8
Stone, William, 143-5
Sunderland, 90-2
sulfato de cobre, 68-9, 174-6, 178-9
sulfato de potássio, 272-3
sulfeto de hidrogênio, 150-1, 178-9
Sutton, dr. Thomas, 74-5, 80-5, 95-6, 119-20
Swaine Taylor, Alfred, 65-9, 100-1, 103, 127-8, 150-1, 153, 167-8, 255-6, 265-6
  e o caso Smethurst, 288-90, 292-3
  e os casos de Essex, 275-81, 284-5

T

tabaco, 31-2, 63-4, 67-8
taberna Mitre, Greenwich, 47-8
taberna Windmill, Northfleet, 306-9
Taj Mahal, 41-2
Tâmisa, rio, 35-6, 47-8, 105-6, 318-20
tártaro emético, 131-2, 151-3
Taylor, John, 50-1
Taylor, Sophia, 18-24, 36-7, 73-4, 102-3, 126-7
  e o inquérito, 185-6, 199-200, 203-5
  e o julgamento, 227-230, 232-3, 235, 238-9
teixo, 63-4
Tendring, Essex, 280-1
tenesmo, 55-6
teoria dos humores, 71-2
Terra de Van Diemen, 319-20
Terry, sr. (coletor de impostos), 239-40
testemunhas
  custos das, 248-51
  especialistas, 142-9, 292-3
tétano, 89-90
tifo, 205-6, 223-5
Times, The, 67-8, 259-60, 270-1, 292-3, 301-2
  e *Lucretia*, de Bulwer-Lytton, 265-6
  e o caso Bodle, 125-7, 149-50, 168-9, 195-6, 212-14, 220-4, 231-2, 317-8
  e os casos de Essex, 275-9, 282-3
Tofana, Giulia, 28-9, 269-70, 275-6
tolerância adquirida, 55-7
trabalhos forçados, 224-6
Tribunal Policial de Marlborough Street, 315-16
tuberculose, 80-1, 148-9, 276-9
Turner, Charlotte, 172-4, 175-8
Turner, Robert, 172-4
Tutancâmon, 40-1

U

upas antiar, 31-2

V

Vaughan, Sir John, 217-18, 232-3
varíola, 17-18, 148-9
veneno de serpentes, 25-7
venenos
   classificação e definição de, 59-69
   controle e rótulos, 131-2
   e antídotos, 27-9, 59-60, 72-3, 101-2
verde de Paris, 41-3
verde de Scheele, 41-2, 175-6, 178-9, 274-5
verdete, 62
víboras, 25-7
vigias, 124-5
Vitória, rainha, 31-2
Von Tschudi, dr., 56

W

Wainewright, Thomas, 267-70
Wakley, Thomas, 76-7, 114-17, 119, 121-2, 148-9
Wallis, Henry, 53-4
Ward, John, 109-10, 201, 211-12
Warren, Hannah, 207-8
Wassell, George, 47-8, 50-2, 138-40, 191-2, 192-3
Waterloo, batalha de, 96-7
Watkins, Charles, 131-2
Watkins, John, 175-8
Watkins, Peter, 130-2
Watson, Henry Hough, 257-8
Watson, reverendo doutor Samuel, 92-4, 107-10, 180-1, 218-9, 241-2
Watts, John, 109-10, 127-8
Watts, William, 131-2
Webb, Sir John, 164-5
West Kent Guardian, 124-5
Wilde, Oscar, 310-11
Wildman Gould, srta. (a Criança Prodígio), 34-5, 241-2
Wilkes, Thomas, 20-1
William IV, rei, 30-2
Wix, Essex, 280-1
Wood, John, 18-21
Woodcock, Silvia, 83-5
Woodcock, William, 83-5
Wooding, Ann, 84-5, 86-7, 191-2
Wordsworth, William, 53-4
Wright e Smith, (advogados), 312-13

Y

Young, Adam, 213-4

Z

zinco, 251-5, 257

Este livro foi composto na tipografia Times
Europa LT Std, em corpo 11,5/17, e impresso
em papel off-white no Sistema Cameron da
Divisão Gráfica da Distribuidora Record.